I0050661

43

44
4

I0050642

DÉPÔT LÉGAL
Seine-et-Marne
№ 62
1879

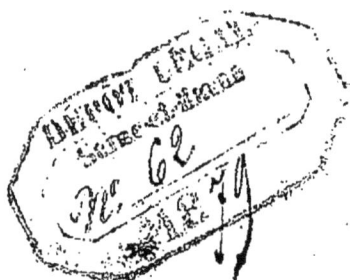

LE MEILLEUR TRAITEMENT

DU

MAL VÉNÉRIEN

Coulommiers. — Typographie Paul BRODARD.

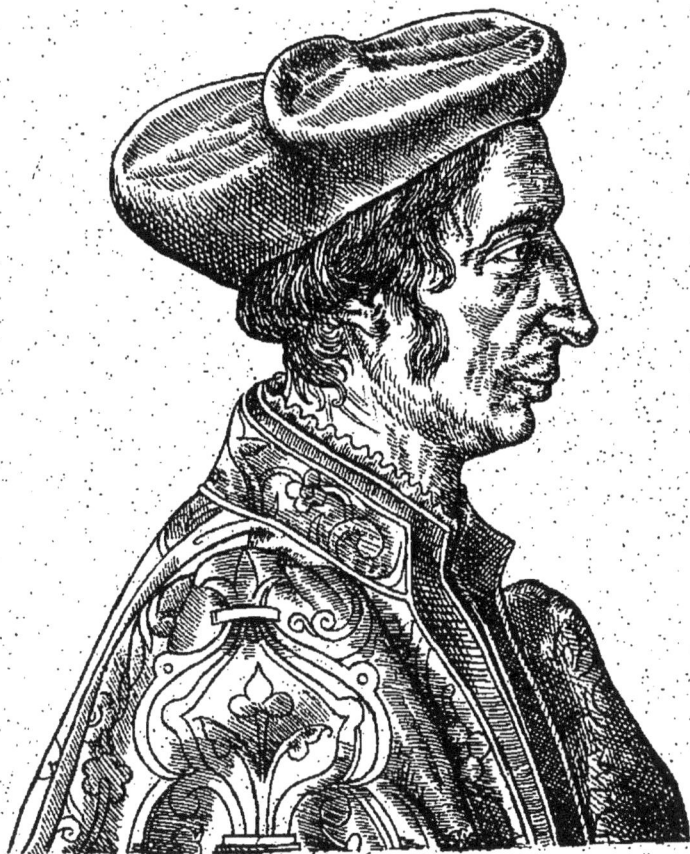

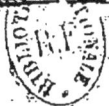

Fernel

Imp. A. Salmon

COLLECTION CHOISIE DES ANCIENS SYPHILIOGRAPHES

JEAN FERNEL D'AMIENS

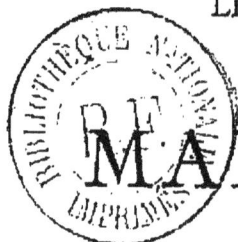

LE MEILLEUR TRAITEMENT

DU

MAL VÉNÉRIEN

1579

Traduction, Préface et Notes

PAR

L. LE PILEUR

Docteur en médecine, lauréat de la Faculté,
Médecin-adjoint de Saint-Lazare.

A PARIS

G. MASSON, ÉDITEUR

BOULEVARD SAINT-GERMAIN, 120

1879

A Monsieur A. de R.

L'Auteur.

AVANT-PROPOS

L'ouvrage de Fernel dont nous donnons une nouvelle traduction est posthume ; c'est la dernière de ses œuvres, puisqu'une de ses observations porte la date de 1557 et que Fernel mourut dans les premiers jours de 1558, vieux style. Il en confia la publication à son élève et ami G. Plancy, qu'il chargeait en même temps de terminer sa Thérapeutique.

Pourquoi ce traité fut-il si long à voir le jour ? C'est ce qu'on ignore. Le sujet n'avait pourtant pas à cette époque moins d'intérêt qu'aujourd'hui. L'autorité de l'homme qui l'avait signé devait lui donner une très-grande importance dans le monde médical du XVIe siècle ; *Fernel l'avait annoncé à plusieurs reprises dans certaines parties de ses ouvrages, notamment dans sa* Pathologie *et dans le* De abditis rerum causis. *En soixante ans, près de cent auteurs, avant lui, avaient été inspirés par ce sujet nouveau, et les discussions bien souvent creuses, toujours sans fin, auxquelles il avait donné lieu, devaient augmenter l'intérêt et l'actualité de cette œuvre du plus grand médecin de l'époque, du maître d'André Vésale. Quoi qu'il en soit, et malgré l'annonce que Plancy en faisait dans la préface des Œuvres de Fernel* [1]*, cet opuscule ne parut pour la première fois qu'en 1579, à Anvers, par les soins de Victor Giselin. C'est ce qui*

---

1. « *His fruere, dum tibi de particularibus morbis curandis septem alios libros apparamus seorsum altero opere Enchiridii forma, quo facilius circumferri possint, excudendos. Horum primus qui febrium, et septimus qui morbi Gallici curationem continet, ab authore ipso perfecti absolutique, reliqui tantum sunt inchoati.* »

(Préface de l'édition de 1567, in-fol. Paris, André Wechel).

explique comment Luisinus ne le fait pas entrer dans sa collection, qui comprend seulement deux fragments tirés des ouvrages que nous avons cités plus haut et qui avaient été publiés antérieurement.

Intercalé depuis dans les Œuvres complètes du maître [1], il a été traduit une fois seulement en français par Michel Lelong, de Provins, en 1633 [2]. La rareté de ce petit volume et son mode de traduction, qui laisse fort à désirer, nous ont décidé à le refaire. Ce n'est pas au moins que nous acceptions les doctrines de Fernel sur le traitement de la syphilis; loin de là.

1. *Gruner reproduit le texte de la 5e 'édition, Francfort 1592, in-fol., sans faire mention de la 4e, Francfort 1581, in-8o, qui est la première où se trouve le traité qui nous occupe. — Boisseau a donné une bibliographie complète de Fernel dans le Dictionnaire de Pankoucke.*

2. *Traité de maître Jean Fernel, jadis conseiller et premier médecin du roy. De la parfaite cure de la maladie vénérienne. — Traduit par M. Michel Lelong, Provinois. — Paris, 1633, 1 vol. petit in-12. Ce petit livre de 232 pages n'en marque que 230 par suite d'une erreur de pagination, les pages 95 et 96 se répétant.*

Sans la description de la maladie, le livre ne mériterait pas même d'être lu ; mais, à travers ce style ampoulé que les différents biographes se sont plu à considérer comme plein de clarté et d'élégance, et qui résume pour nous tout le fatras de la scolastique, on voit percer à chaque instant la flamme d'un génie supérieur, qui, à propos d'une maladie nouvelle, se croyant l'indépendance permise, sans toutefois manquer aux anciens, pose, avec l'autorité d'un maître, des lois qui de nos jours sont encore professées.

L'adepte, passionné pour les illusions de l'astrologie, fait place au véritable observateur, à l'homme doué d'un sens médical profond.

Pour lui, dans la vérole, il n'y a rien de surnaturel, et, en quelques mots, il fait justice des erreurs que le public et beaucoup de médecins même propageaient, dans un intérêt facile à comprendre. Il était si commode, à cette époque de dépra-

vation générale, de laisser croire qu'on avait pu être infecté par l'air respiré ou par une simple pression de main!

C'est à Fernel que l'on doit aussi d'avoir consacré une dénomination plus convenable que toutes les précédentes pour qualifier cette maladie. Il repousse comme une injure et comme une injustice ce nom de Mal français que les médecins étrangers lui avaient tous imposé, et, sans choisir dans la trop riche synonymie dont on l'avait gratifié, il lui conserve un nom que lui avait donné J. de Bethencourt et qui rappelle la façon dont il a été contracté : Mal de Vénus ou vénérien. Tout aussi poétique, ce nom a sur celui qu'on doit à Fracastor le grand avantage de signifier quelque chose, et pourtant syphilis est si joli que tant que la vérole existera il y aura des syphilisés, des syphilomanes et des syphilographes [1].

1. J. de Bethencourt (1527) est le premier qui ait donné au Mal français le nom de Lues venerea, c'est donc à lui que revient l'honneur d'avoir fait disparaître

Nous nous sommes autant que possible astreint à conserver le langage médical de cette époque ; des à peu près, des équivalents auraient été, ce nous semble, autant d'anachronismes. Cette fidélité au texte est souvent fort incommode pour le génie de notre langue, qui ne sort de cette épreuve que très alourdie; mais nous avons mieux aimé encourir ce reproche que celui d'une trop grande indépendance. Et cependant nous avons dû souvent interpréter dans un même sens les nombreuses épithètes, les mots différents qui, bien que n'étant pas synonymes, sont à chaque instant, dans un but d'élégance, employés côte à côte par l'auteur.

une épithète que cette maladie ne méritait guères, pour la remplacer par un mot logique. Thierry de Hery (1552) le lui conserva, mais Fernel avait déjà publié (1548) le De abditis rerum causis où il ne se sert jamais que de Lues venerea, pour qualifier la maladie nouvelle. On voit par là que notre auteur n'est que le second et que c'est à tort que beaucoup d'écrivains le regardent comme le premier des syphilographes ayant employé cette dénomination.

Comme cette traduction ne s'adresse qu'à des médecins, il nous a semblé tout à fait superflu d'entrer dans des éclaircissements sur les théories humorales en grand honneur au temps de Fernel. Les lecteurs étrangers aux sciences médicales n'en tireraient aucun profit, et ceux du métier savent que le langage philosophique de nos ancêtres n'était bon qu'à cacher dans son galimatias leur ignorance absolue de l'anatomie, que Vésale, Fallope, Riolan et leurs successeurs allaient enfin démontrer.

Il nous a semblé utile de joindre à ce traité des fragments tirés des Œuvres du même auteur et ayant trait au même sujet. On y trouve des passages que Fernel ne s'est pas donné la peine de changer (on pillait sans vergogne ses contemporains [1]; à plus forte raison avait-on le droit de se copier soi-même), et c'est comme le premier

[1]. *Le fait est bien constant, et, pour ne citer qu'un seul nom, Fernel aurait au moins dû prononcer celui d'Ulric de Hutten à qui il a emprunté des phrases entières.*

jet, le sommaire en quelque sorte, de l'ouvrage qu'il méditait depuis longtemps.

Comme il n'existe pas, ainsi que nous l'avons dit plus haut, d'édition imprimée du temps de l'auteur, nous avons suivi le texte des éditions de Francfort *1581* in-8°, de Leyde *1645* 2 vol. in-8° et enfin d'Utrecht *1656* in-4°. Cette dernière a été donnée par Heurnius. Le collationnement nous a servi à corriger les fautes nombreuses qu'on trouve dans l'une ou dans l'autre. Nous avons conservé les manchettes, quoiqu'elles ne soient pas de Fernel, parce qu'elles aident beaucoup aux recherches, mais nous avons mis en caractères ordinaires tous les passages en italiques, l'autorité des différents éditeurs ne nous paraissant pas suffisante pour nous permettre de modifier ainsi le texte.

Tel qu'il est, nous offrons ce petit travail aux syphilographes que n'effraye pas la poussière du passé, et nous réclamons toute leur indulgence pour ce premier essai.

NOTICE SUR J. FERNEL

_____

*Nous n'avons pas l'intention d'écrire ici
la vie de Fernel. Ses biographies sont
assez nombreuses pour que tout le monde
sache que ce fils d'hôtelier, grâce à un travail opiniâtre, facilité, du reste, par une
remarquable intelligence, acquit en France
le plus grand renom médical du XVIᵉ siècle. Tout le monde sait également que ce
ne fut pas une vocation bien franche qui le
poussa vers la médecine, que celle-ci pourtant le traita en véritable enfant gâté et
lui valut une fortune égale à sa réputation.
En effet, il avait pour ce que nous appel-
lerions maintenant les sciences exactes,
sciences qui comprenaient à cette époque*

l'astrologie, une passion qui le conduisit presque à la ruine, tout en lui faisant faire des découvertes importantes dont la plus remarquable est, sans contredit, la mesure d'un arc du méridien.

Mais les exhortations de son beau-père[1] et surtout les larmes de sa femme le décident enfin à :

> Oter, pour faire bien du grenier de céans,
> Cette longue lunette à faire peur aux gens,
> Et cent brimborions dont l'aspect importune ;

et surtout à donner un congé définitif aux nombreux constructeurs d'instruments qui, logés et nourris chez lui, l'avaient aidé à faire disparaître toute sa petite fortune.

Il se remet donc de plus belle à faire des cours, à les écrire, et surtout à voir des malades. Chose étrange, la pratique, qui

---

1. Il avait épousé en 1531 ou 1532 Madeleine Tournebue ou Tournebulle, fille d'un conseiller au Parlement de Paris. (Voir à la Bibliothèque nationale, dossier Fernel, Cabinet des Titres.)

paraît avoir pour lui moins d'attraits que
les travaux de cabinet, lui réussit au delà
de ses désirs; sa réputation devient immense, ses succès à la cour l'augmentent encore, s'il est possible, de telle sorte que ce
médecin presque malgré lui dote richement
sa fille aînée et laisse à sa mort de quoi établir dignement la seconde[1]. Mais aussi, si
l'on en croit ses biographes, il avait par excellence les qualités du médecin accompli.
D'un caractère doux et affable, il recevait
également bien le riche et le pauvre; sa
figure, grave et pensive, mais bonne, con-
tentait le malade; très-instruit, ou pour
mieux dire, encyclopédiste autant qu'on
pouvait l'être à cette époque, il était à même
de causer avec chacun de son métier ou de
ses occupations. Cette réputation immense
n'a donc rien qui doive nous surprendre

1. On assure, dit Éloy (Dict. Hist. de la Médecine),
qu'on trouva après sa mort trente mille écus d'or en
espèces, des livres pour la valeur de trente mille écus, et
en fonds trente-six mille livres de rente.

et certainement elle était due à l'homme au moins autant qu'au savant.

Sa volonté était opiniâtre, et ce fut à la persistance de son travail, contrarié par l'opposition de ses parents, qu'il dut d'atteindre le premier rang.

Depuis longtemps déjà, il l'occupait dans l'esprit public, malgré les jalousies et les critiques de ses contemporains [1], quand Henri II lui offrit en 1547, à la mort de François Ier, la place de Louis de Bourges, premier médecin du feu roi. On est heu-

---

1. *Sans parler de la guerre que Flesselles et même Sylvius firent à Fernel, le grand médecin essuya des critiques de gens même étrangers à la médecine. Plusieurs années après sa mort, Béroald de Verville, ou, si on l'aime mieux, le rhapsode qui composa le* Moyen de parvenir, *le met en scène dans son banquet comique :*

« GEORGIUS...... *Croyez-moi que j'en ris de bon foie.*
FERNEL. *Pourquoi d'aussi bon foie ?*
GEORGIUS. *Pour ce que selon votre doctrine au livre* De abditis rerum causis, *où vous deviez mettre* effectis, *d'autant que vous ne parlez aucunement des causes, mais des effets, il faut considérer..... etc. » Le mot n'est que trop juste.*

reux de constater que ce grand esprit était
en même temps un honnête homme, et il s'ho-
nora certes en refusant une place qui aurait
fait l'ambition de tant de gens. Cependant,
sans vouloir diminuer en rien le beau rôle
que joua Fernel dans cette circonstance,
n'est-il pas permis de penser, d'après tout
ce qu'il fit pour l'éviter, que ce titre d'archiâtre, malgré tout son prestige, avait
pour lui bien moins d'attraits que ses livres,
ses études et surtout ses cours, dont le
monde savant tout entier s'entretenait.

Fernel avait eu très-jeune des succès extraordinaires comme professeur. Il avait
vu à Sainte-Barbe et au collège de Cor-
nouailles les auditeurs retardataires s'en-
tasser hors de la porte de l'amphithéâtre
pour saisir encore quelques phrases de ses
leçons, et l'on conçoit que l'enivrement d'un
pareil triomphe lui fît trouver fades les
faveurs de la clientèle. Aussi, jusqu'à la fin
de sa vie ne cessa-t-il d'écrire ce qu'il n'a-
vait plus le temps d'enseigner du haut de la

chaire avec l'autorité de sa parole. La mort de Louis de Bourges l'obligea pourtant à vaincre sa répugnance; mais, éprouvé par la campagne de Calais, où sa nouvelle charge l'avait obligé à suivre le roi, et, si l'on en croit la chronique, cruellement affecté par la perte de sa femme, morte à Fontaine-bleau le 30 mars 1558, il ne lui survit que de quelques jours et meurt à Paris, le 26 avril de la même année, ayant soixante et un ans accomplis.

Sa vie a été certainement une des mieux remplies qu'on ait pu voir, et la mort seule arrêta ses travaux. Ce besoin d'activité et de production lui faisait répondre à ceux qui lui conseillaient le repos : « Longa quiescendi tempora fata dabunt. » *Trois siècles plus tard, Velpeau, non moins rude travailleur que Fernel, répétait sans cesse et jusque dans le délire de l'agonie :* « Allons, travaillons, il ne faut pas être paresseux. »

Lorsqu'on traduit un auteur, on arrive peu à peu à s'intéresser non-seulement à tous ses travaux, mais encore à sa vie et aux différentes particularités de son existence. C'est ce qui nous a entraîné presque malgré nous à approfondir trois points biographiques que de nombreuses et savantes recherches n'ont encore pu faire sortir des nuages de l'incertitude. Nous n'avons certes pas la prétention de lever tous les doutes ; mais nous apportons notre part à cette étude, jugée digne d'intérêt par tant de critiques éminents, par tant de biographes consciencieux, depuis Bayle jusqu'à notre savant confrère M. le Dr Chéreau.

Les trois points obscurs dont nous parlons sont :

1° L'âge de Fernel à sa mort ;

2° Le lieu de sa naissance ;

3° La cause de sa faveur à la cour.

Dans un article aussi spirituel que savant (Union médicale, mars 1864), M. le Dr Chéreau a discuté les deux premiers points et une partie du troisième, en faisant ressortir la grande importance que

devait avoir pour tous les biographes la
vie de Fernel écrite par Plancy [1], son élève
et son ami. Nous abondons dans son sens;
mais, si l'on considère que cette biographie
fut imprimée pour la première fois, avec
l'édition de Francfort de 1607, quarante
ans environ après la mort de Plancy, et
qu'elle est pleine de chiffres contradictoires
que le disciple de notre auteur aurait certainement corrigés, il est permis, tout en prenant ce biographe pour guide, de se substi-
tuer en quelque sorte à lui-même et, les
faits en main, de rectifier les erreurs qu'il
a commises ou qu'on lui a fait commettre.

Premier point : Quel âge avait Fernel
quand il mourut, ou pour mieux dire, en
quelle année est-il né?

---

1. *Guillaume Plancy, en latin Plantius, était du
Mans. Il épousa une nièce de Fernel, et vécut dix ans
dans son intimité. Il mourut, à ce que l'on croit, en 1568,
dix ans après son maître; son nom a été souvent estro-
pié : ainsi Astruc l'appelle La Planche, d'autres La
Planque ou Plancé*

Et d'abord quand est-il mort? Il est mort en 1558 et non en 1557, comme l'imprimeur l'a fait dire à Plancy. L'année à cette époque se comptant à partir de Pâques, et Pâques tombant cette année-là le 10 avril, jusqu'au 9, on était en 1557 ; mais Fernel étant mort le 26 du même mois, son décès ne peut être compté, qu'on suive le vieux ou le nouveau style, qu'en 1558. Première erreur typographique, dont la preuve évidente était le document englouti sous les décombres de la sinistre Commune et dont la trace n'existe plus maintenant que dans Goulin et M. Chéreau ; nous voulons parler du testament autographe de Fernel, signé par lui [1], ses parents, ses amis et le

1. *Ce document était curieux à plus d'un titre. Il contenait, entre autres, la signature de Fernel. Nous en avons retrouvé une autre, probablement la seule qui existe aujourd'hui, au bas d'une quittance de pension royale sur le revenu des greniers à sel de Joinville, Laon, etc., et datée du 12 novembre 1557 (voir Bibliothèque nationale, Cabinet des titres, pièces originales, dossier Fernel). C'est celle-là que nous avons fait reproduire en fac-simile au*

curé de Saint-Jacques-la-Boucherie, et daté du 23 avril 1558, trois jours avant sa mort. Voilà un texte aussi authentique que possible et qui va nous servir de point de départ. L'épitaphe latine, gravée sur bronze probablement par les soins de Philibert Barjot, enregistre exactement la date du décès et donne comme âge, à Fernel, cinquante-deux ans, ce qui le ferait naître en 1506 ou 1507. Excepté Guy Patin et les différents auteurs qui ont copié le spirituel, mais un peu trop léger doyen de la Faculté, tout le monde a fait justice de cette erreur de gravure. Plancy, dans son récit, parle à plusieurs reprises des études tardives de Fernel; or, s'il était né en 1506, il aurait été reçu maître ès arts en 1519, à treize ans, et docteur en 1530, à vingt-quatre [1].

bas du portrait. Que M. Ulysse Robert, archiviste attaché aux Manuscrits, nous permette de lui faire ici tous nos remercîments pour la gracieuseté avec laquelle il a facilité nos recherches sur ce sujet.

1. Ces deux dates sont fournies, la première de 1519,

Nous n'insisterons pas sur l'impossibilité de pareils chiffres, étant données surtout les habitudes scolaires de cette époque, et nous renvoyons le lecteur curieux de toute cette discussion aux notes de Bayle (article Fernel) et surtout à l'ouvrage de Goulin.

Cet âge mis de côté, il en reste deux : soixante-deux ou soixante-douze ans. Goulin, Éloy, Renaudin, Chéreau font mourir Fernel à soixante-deux ans; Bayle, Astruc, le Père Daire, Hazon, à soixante-douze ans, et ces huit auteurs s'appuient également sur Plancy! Quant à Boisseau, il constate la possibilité de ces deux dates, mais sans se prononcer en faveur de l'une ou de l'autre.

Les deux camps semblent avoir également raison, car, dans l'édition de Leyde (1645, 2 vol. in-8°), page 16, ligne 5, et dans celle d'Utrecht (1656, 1 vol. in-4°), page 12, col. 2, on lit, à propos de la succession dans

---

par les Archives générales de l'Université, cart. 22, la deuxième de 1530 par les Registres de la Faculté, t. IV.

la charge de Louis de Bourges qui venait de mourir : « Annum tum ille *(Fernel)* agebat ætatis suæ circiter SEXAGESIMUM, *etc.* ; » *et à la page suivante, dans chacune des deux éditions que nous venons de citer, à propos de sa mort :* « ut eum decimo octavo die nobis immatura mors sustulerit anno ætatis suæ SEPTUAGESIMO secundo Christi 1557 (*sic*).»

Or, d'autre part, on sait positivement que Louis de Bourges mourut en octobre ou en décembre 1556, et, comme Fernel est mort en 1558, il ne pouvait avoir soixante ans en 1556, et soixante-douze deux ans plus tard; il faut absolument ou qu'il fût dans sa soixante-dixième année à la mort de Louis de Bourges, ou dans sa soixante-deuxième en 1558. Baylé, qui le premier fait remarquer la divergence de ces deux passages, n'en tire aucune conclusion et prend le dernier âge, ainsi que ceux qui ont suivi sa version. Goulin, plus attentif, fait ressortir l'importance de la date de la mort de Louis de Bourges, s'appuie sur le premier texte pour faire naître Fernel en 1497, et le fait mourir, par conséquent, dans sa soixante-deuxième année. Nous sommes du même avis; mais la raison que fait valoir Goulin ne nous paraît pas suffisante. En effet, il y a une faute d'impression dans le texte latin, c'est évident, mais où est-elle? Est-ce à sexagesimum *ou bien à* septuagesimo *? Quel texte faut-il préférer? C'est là le point difficile!*

Voici l'explication que nous donnons sous toutes réserves : 1557 est déjà une faute, nous pensons l'avoir établi en prouvant plus haut que Fernel est mort en 1558. Plancy l'aurait évidemment corrigée, s'il n'était pas mort quarante ans avant l'impression de cette biographie, et, quoique les deux dates ne soient pas solidaires, on peut croire que celui qui n'a pas su corriger 1557 en 1558 n'aura pas fait plus d'attention à septuagesimo, *qui devrait être, suivant nous, remplacé par* sexagesimo.

En second lieu, Bayle, en parlant de l'épitaphe latine sur laquelle on lit :

VIXIT ANNOS LII,

dit que le graveur peut bien avoir oublié deux XX. A plus forte raison peut-il avoir omis un seul X, et l'autorité fort contestable de Scévole de Sainte-Marthe ne nous suffit pas à décider la question dans le sens de Bayle.

Enfin, cet âge de soixante-deux ans concilie tout ; notre auteur aurait ainsi été reçu maître ès arts en 1519, à vingt-deux ans, et docteur en 1530, à trente-trois ans, ce qui nous semble beaucoup plus vraisemblable que l'âge de trente-deux pour le premier titre et de quarante-trois pour le second qu'il aurait dû avoir à ces deux époques, s'il était mort dans sa soixante-douzième année. De plus, et comme dernier argument, cette leçon concorde merveilleusement avec un autre passage où Plancy nous apprend que Fernel était encore en grammaire *à* dix-neuf ans, *mais qu'en* deux années *il se fit recevoir* maître ès arts.

Deuxième point : Quel est le lieu de la naissance de Fernel ?

Trois villes se disputent cet honneur. Amiens, Clermont et Montdidier ont trouvé chacune, pour défendre leurs prétentions, les historiens les plus consciencieux.

Ceux qui sont pour Amiens, et parmi lesquels on compte de Thou, du Cange, Le Noël, etc., s'appuient sur le qualificatif d'Ambianus *que se donnait Fernel.*

Clermont a pour soutien Plancy, et Goulin, Éloy, Renaudin, Boisseau, Chéreau, etc. n'ont fait que suivre cet auteur, pensant que nul ne pouvait mieux savoir où Fernel était né.

Mézeray, Simon, l'abbé Villain, le Père Daire, Astruc, Hazon, et dans ces derniers temps MM. de Beauvillé et J. Quicherat ont soutenu les prétentions de Montdidier.

Bayle, qui probablement trouvait la question difficile à résoudre, dit simplement que Fernel était Picard, mais peut-être bien de Montdidier, quoiqu'il se dise d'Amiens et que Plancy le fasse naître à Clermont.

Amiens n'allègue comme raison que ce fameux titre d'Ambianus dont Fernel a toujours fait suivre son nom. Mais, d'autre part, les historiographes qui opinent pour Clermont disent, d'après Plancy, qu'il ne prenait ce titre que pour faire honneur à la mémoire de son père, qui était de cette ville, ou qu'il le prit à cause du faubourg d'Amiens *que son père habitait à Clermont. Il est bien vrai que Laurent Fernel, le père de notre auteur, qualifié alternativement de pelletier ou d'hôtelain dans les actes, habita Clermont; mais à partir de quelle époque? Les deux pièces d'archives citées par M. Chéreau (Comptes des revenus de Saint-Ladre à Clermont et Registre provenant de la paroisse de la même ville) n'ont point de date, ou tout au moins semblent bien être postérieures à 1509. Quant à la Procédure du Chapitre de Beauvais dont fait mention l'abbé Villain, et où il est question de « Laurent Fernel, hôtelain, demeu-*

rant à Clermont, en l'hostel où pend pour enseigne le Cigne, » elle est de 1517. Nous voyons bien là des preuves que le père de Fernel habita Clermont, ce dont du reste nous ne doutons nullement; mais que Fernel y soit né, c'est autre chose. En effet, dans une sentence de la ville de Montdidier du 7 novembre 1503, Laurent Fernel, qui demeurait au faubourg Bequet ou Becquerel, paroisse Saint-Martin, à l'hôtellerie du Kat noir, y est qualifié pelletier. Il est encore mentionné dans un titre de l'Hôtel-Dieu de la même ville, du 8 juin 1508, à propos d'une amende dont il est frappé pour fraude de pêche. Enfin, un acte de l'hôtel-de-ville de Montdidier, du 30 décembre 1509, le désigne comme hôtelain. A partir de cette époque, on ne retrouve plus sa trace qu'à Clermont. Or, à moins que le père de notre médecin ait habité une autre ville que Montdidier avant 1503, ce qu'aucun document ne vient prouver, il nous paraît impossible qu'il soit né à Clermont, et très-probable

qu'il est né à Montdidier. Du reste, Clermont était du diocèse de Beauvais et Montdidier de celui d'Amiens, ce qui explique
mieux que tout le mot Ambianus que
Fernel a pu se donner, comme tant de
gens se sont attribué le nom de leur pro-
vince [1].

Nous dirons, pour terminer ces bien longues explications, que Goulin, voulant rester fidèle à la version de Plancy et ne pouvant combattre les faits que nous venons de
citer, est arrivé à dire que le Laurent
Fernel dont nous venons de parler n'était
pas le père de J. Fernel. C'était trancher
la difficulté d'une façon aussi simple que

---

1. Fernel n'est pas le seul exemple que l'on puisse citer.
Le médecin Antoine Petit, qui se faisait appeler Ambianus et joignait ce titre à son nom, était né au Mesnil-
Saint-Georges, près de Montdidier. (Beauvillé, t. III,
p. 216.) L'abbé Joly (Remarques critiques sur le Dict.
de Bayle, 1re partie, p. 340) cite deux autres médecins,
Sylvius et Marœul, qui, natifs du pays d'Amiens, ont
joint, eux aussi, le mot Ambianus à leur nom.

hardie, et nous demandons la permission de ne pas le suivre sur ce terrain [1].

Troisième point : A quelle cause Fernel dut-il la faveur dont il jouit auprès de Henri II ?

Une légende, et pas autre chose qu'une légende rapportée par Scévóle de Sainte-Marthe, en 1598, cinquante-quatre ans après la naissance de François II, le premier des enfants de Catherine de Médicis, est l'unique origine d'un bruit qui n'eut d'écho plus tard que dans les écrits d'hommes ou superficiels ou romanesques. Aucun des écrivains sérieux de cette époque n'en fait mention; et nous sommes autorisé à croire que la stérilité d'une Dauphine, cessant tout à coup par les conseils de son

---

[1]. *Le fait tombe sous le sens : sur quoi s'appuie-t-on pour dire que J. Fernel était de Clermont ? Sur ce que Laurent, son père, a longtemps habité cette ville. Si ce Laurent n'est pas le père de notre auteur, son habitation, à Clermont ou ailleurs, est d'une valeur absolument nulle.*

médecin, aurait ému la verve piquante et
gauloise de Brantôme, qui pourtant ne se
gêne pas pour dire que c'était à Henri
plutôt qu'à sa femme que la France devait
s'en prendre. De Thou n'y fait allusion ni
dans son Histoire, ni dans les quelques lignes consacrées par lui à l'éloge du grand
médecin. Plancy n'en parle pas non plus.
On ne peut cependant pas supposer qu'il
ait ignoré un fait de cette importance,
et, quant à l'avoir omis avec intention,
c'est peu probable. La gloire de son maître aurait tiré de ce succès un nouvel
éclat, que le fidèle disciple n'aurait pas
manqué de faire ressortir. En effet, s'il
ne s'est pas gêné pour parler, sans la nom-
mer, il est vrai, de Diane de Poitiers et
de sa guérison par Fernel, quel scrupule
l'aurait empêché de vanter une consultation à laquelle trois rois de France devaient la vie?

Bayle, avec son esprit judicieux, n'a pas
manqué de faire remarquer tout ce qu'avait

d'improbable cette supposition, et nous laissons, avec M. Chéreau, la responsabilité de cette ingénieuse anecdote aux médecins qui se sont complu à expliquer le cas, ainsi qu'à donner la consultation de Fernel avec la mise en scène et la prescription dans tous ses détails : « *Le latin dans les mots brave l'honnêteté.* »

Plancy dit simplement que Fernel fut appelé dans un cas grave auprès d'une très-noble dame de la cour, « in gravissimo mulieris nobilissimæ casu ad aulicos quasi edicto regio rapitur ; » *et, un peu plus loin, que ce fut la première cause de la faveur dont Fernel jouit par la suite auprès de Henri, car cette dame était très-chère au roi :* « Prima hæc causa fuit cur in posterum Henrico, cui illa charissima erat, magno semper in pretio Fernelius habitus sit. »

Voilà de quoi nous édifier. On sait quel amour Henri II eut toujours pour Diane de Poitiers, et le fait d'avoir sauvé la femme

qui régnait absolument sur le cœur du
prince explique suffisamment la faveur
dont le roi ne cessa de combler son médecin. Que Henri lui ait fait soigner sa
femme légitime après lui avoir confié sa
maîtresse, nous n'en disconvenons pas ; que
Fernel ait même surveillé ses couches, s'il
n'y présida pas [1], cela est bien possible ;
mais la guérison de Diane de Poitiers
reste pour nous la véritable cause de l'es-

1. Plusieurs biographes ont parlé des sommes magni-
fiques que Catherine donnait à Fernel. Il existe à la Bibliothèque nationale (Dossier Fernel) une note manuscrite sans
caractère d'authenticité, déclarant que la reine donnait à
ce grand médecin dix mille écus à chacune de ses couches. Mais nous pensons que ces renseignements ont été
pris dans Guy Patin, dont les assertions n'ont pour nous
aucune valeur sérieuse. Que penser d'un homme capable d'écrire tout un petit roman sur un feuillet blanc
des registres de la Faculté, et de le citer ensuite comme
une preuve, sachant très-bien qu'il en est l'auteur ?
(Voyez Astruc, Maladies des femmes, t. IV, p. 264
et suiv.) Cependant la grande fortune de Fernel n'a pas
dû venir uniquement de sa clientèle, et il est probable
qu'il a reçu de la reine ou du roi, peut-être de tous les
deux, des sommes considérables.

time et de l'affection que le roi de France lui témoigna toujours.

En résumé :

1º Fernel était dans sa soixante-deuxième année quand il mourut chez lui à Paris ; il est donc né en 1497 ;

2º Il est né à Montdidier ;

3º Il dut sa faveur à la guérison de Diane de Poitiers et non à la première grossesse de Catherine de Médicis.

LISTE CHRONOLOGIQUE

DES OUVRAGES QUI ONT SERVI A LA NOTICE

————

1598. Scévole de Sainte-Marthe. — Gallorum doctrinâ illustrium Elogia.

1607. Plantius. — Vita Fernelii.

1699. Bayle. — Dict. hist. et critique.

1704. Simon. — Supplément à l'histoire du Beauvaisis. — Nobiliaire de vertu, in-12.

1740. Astruc. — De morbis venereis, in-4º, t. II, p. 749.

1748. Joly. — Remarques critiques sur le Dict. de Bayle, 1ʳᵉ partie, in-folº.

1758. Abbé Villain. — Essai d'une histoire de la paroisse de Saint-Jacques-la-Boucherie, in-12.

1764. Bordeu. — Recherches sur l'Histoire de la médecine. Trad. Richerand, 2 vol. in-8. 1818.

1765. Le père Daire. — Histoire de Montdidier.

1765. ASTRUC. — Traité des maladies des femmes, t. VI, p. 161.

1777. GOULIN. — Mémoires littéraires et critiques, 1 vol. in-4º.

1778. ÉLOY. — Dict. hist. de la médecine, 4 vol. in-4º.

1778. HAZON. — Notice des hommes les plus célèbres de la Faculté de médecine, in-4º.

1789. GRUNER. — Aphrodisiacus sive de lue venerea, etc. in-fol.

1815. RENAUDIN. — Biographie Michaud, article Fernel.

1821. BOISSEAU. — Biographie médicale de Panckoucke, article Fernel.

1857. VIC. DE BEAUVILLÉ. — Hist. de la Ville de Montdidier, 3 vol. in-4º.

1860. J. QUICHERAT. — Histoire de Ste-Barbe, 3 vol. in-8º.

1864. CHÉREAU. — Union médicale, nº 32, 17 mars.

1864. LENOEL. — Fernel et son temps, in-8º. Amiens.

1877. CHÉREAU. — Dict. des Sciences médicales, article Fernel.

JOANNIS FERNELII

AMBIANI

DE LUIS VENEREÆ

CURATIONE PERFECTISSIMA

LIBER

CAPUT I

LUIS VENEREÆ DEFINITIO

Lues venerea.

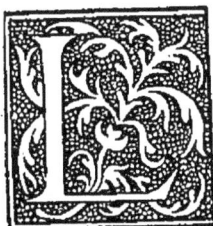

ᴜᴇꜱ Venerea totius substantiæ morbus est occultus, contagiosus, tuberculis, maculis, ulceribus, cruciatibus et
doloribus sese prodens; solo
concubitu aut alio impuro contactu contrahendus.

Atque ut hujus morbi vis et natura, de
qua hactenus inter Medicos parum convenit, certius innotescat, paulo altius repe-

JEAN FERNEL

D'AMIENS

LE MEILLEUR TRAITEMENT
DU MAL VÉNÉRIEN

CHAPITRE I

DÉFINITION DU MAL VÉNÉRIEN

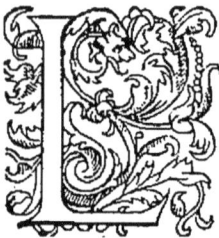

E Mal Vénérien est une maladie générale, une maladie de toute la substance, occulte, contagieuse, se manifestant par des tubercules, des taches, des ulcères et d'atroces douleurs. Il se contracte *seulement par le coït ou par quelque autre contact impur* [a].

Pour mieux faire connaître la force et la nature de cette maladie, sur laquelle jusqu'à présent les médecins sont peu d'accord, il faut reprendre de

tenda est definitionis explicatio. Cum omnis morbus primum et per se in aliqua parte corporis insideat, partes autem omnes similares sint et dissimilares, necesse profecto fuerit in harum alterutra, vel in utraque luem veneream primum et per se inhærescere. At vero in dissimilaribus primum et per se non consistit : neque enim conformationis, neque magnitudinis, neque numeri neque collocationis sive situs, morbus exsistit.

us est si-

Restat igitur, ut partium similarium primum et per se vitium sit, et affectus præter naturam : neque enim, si cum omni genere morborum concurrit et complicatur, aut etiam varios partium dissimilarium affectus invehit, idcirco sane morbus unus non fuerit, aut etiam partium dissimilarium primum et per se affectus censebitur. Ita enim et febris partes omnes obsidens, dissimilarium partium primum et per se morbus diceretur, nec unus esset affectus, sed plures; quod veterum auctoritas redarguit.

plus haut le développement de cette définition. Comme toute maladie siége primitivement et par elle-même dans une partie quelconque du corps, et comme toutes les parties sont similaires ou dissimilaires, il faut nécessairement que le Mal vénérien s'attache primitivement et par lui-même à des parties de l'un ou l'autre, ou de l'un et l'autre genre. Mais il ne siége pas primitivement et par lui-même dans les parties dissimilaires, car il n'est pas une maladie de conformation, de grandeur, de nombre et de disposition ou de place.

Il lui reste donc à être, primitivement et par lui-même, un vice des parties similaires et une affection en dehors de la nature; car si ce mal se rencontre avec toute espèce de maladies et vient les compliquer, s'il détermine des accidents variés dans les parties dissimilaires, il n'en faut certes pas conclure qu'il ne soit pas une maladie unique ou qu'il soit primitivement et par lui-même une affection des parties dissimilaires. Si l'on raisonnait ainsi, la fièvre, qui attaque toutes les parties, serait une maladie siégeant primitivement et par elle-même dans les parties dissimilaires, et constituerait non pas une seule mais plusieurs affections, ce que repousse l'autorité des anciens.

C'est une maladie similaire,

Formæ, Verum enimvero cum affectuum partis
similaris tria sint summa omnino genera :
intemperies, materiæ immoderatio, et totius
substantiæ corruptela, ad quod lues hæc
sit referenda videndum. Primum ad intemperiem non pertinere, aperte posthac
demonstrabimus, cum de ejus causa dicemus. Multo minus ad materiæ ametriam
referri potest : neque enim mollities aut
durities est, neque laxitas aut adstrictio,
neque tenuitas aut crassities, neque demum
raritas aut densitas, qui materiæ immode-
ratæ omnes sunt morbi. Ad formam ergo
necessario referenda est, quæ quoniam præcipua est et pene tota rei cujusque substantia, ejus affectus totius substantiæ morbi di-
centur. Atque ideo lues venerea merito totius
substantiæ affectus dicetur.

Ex causa abdita, Jam vero cum morborum totius substantiæ alii intemperiem manifestam sequan-
tur, cujusmodi sunt febres omnes putres,
aliarumque partium affectus ex putredine
ortum ducentes, alii alias causas occultiores,
ad quod genus lues pertineat videndum.
Qui intemperiei succedit morbus, mani-

Maintenant, puisque il n'y a que trois genres par *De la forme,* excellence de maladies des parties similaires : l'in-tempérie, le dérèglement de la matière, et la corrup-tion de toute la substance, il faut voir auquel de ces genres doit être rapporté le Mal vénérien. Pre-mièrement, il n'appartient pas à l'intempérie ; nous le prouverons plus loin quand nous parlerons de sa cause. Bien moins encore peut-il être rapporté au dérèglement de la matière ; car ce n'est ni mollesse ou dureté, ni relâchement ou resserrement, ni té-nuité ou grosseur, ni enfin rareté ou densité, toutes maladies de la matière déréglée. Il faut donc néces-sairement le rapporter à la forme, et comme celle-ci est la substance principale et presque totale de cha-que chose, ses affections sont dites maladies de toute la substance. Par conséquent le Mal vénérien sera dit avec raison une maladie de toute la substance.

Mais parmi les maladies de toute la substance, *De cause caché* les unes procèdent d'une intempérie manifeste ; de ce genre sont toutes les fièvres putrides et les affec-tions des autres parties qui tirent leur origine de la pourriture ; les autres procèdent de causes plus occultes. Voyons auquel de ces genres appartient le Mal vénérien. La maladie qui provient de l'intem-

festus est, isque vel putredo quædam exsistit, vel putredinis quædam soboles, quod
lui non convenit. Superest igitur, ut à
secretiore causa orta putetur. Atque hic
occulti morbi dicuntur, qui non ex disso-
luto temperamento, neque ex simplici putredine, sed ex abditiore quadam causa pro-
cessere, quæ corporis totam substantiam primum et per se afficit. Hoc causarum genere
continentur omnia pestifera, deleteria et venena, quorum ferocia in nativum nostrum
calorem, in ipsumque vitæ principium, cui
tota essentia contraria est et infensa, maxime
ac primum sævit ac debacchatur. Non enim
ejusmodi causæ sola putredine, ut junioribus plerisque visum est, sed tota specie
et vi deleteria nos vel offendunt, vel enecant.

Contagiosus,   Hæc autem quæ toto genere et prorsus
venenata sunt, tribus omnino modis nos
attingunt : aut enim cum aëre spirando du-
cuntur, ut pestilentiæ semina; aut extrinsecus nos attingunt, ut rabidi canis et venenatarum bestiarum virus; aut intro sumun-
tur, cibi, potus, aut medicamenti specie.

périe n'est pas douteuse et c'est ou une pourriture
ou un produit de pourriture, ce qui ne peut s'appliquer au Mal vénérien. Reste donc à le considérer
comme tirant son origine d'une cause plus difficile
à connaître. Or, nous appelons ici maladies occultes
celles qui proviennent non d'un désordre du tempérament ni de la simple pourriture, mais d'une cause
plus cachée qui affecte primitivement et par elle-
même toute la substance du corps. Dans ce genre
de causes sont comprises toutes les maladies pestilentielles, délétères et venimeuses dont la fureur
attaque surtout et tout d'abord notre chaleur native
et le principe même de la vie auquel elle est
essentiellement contraire et hostile. Car ce n'est pas,
comme le croient la plupart des modernes, par la
seule pourriture, mais bien par leur nature toute
entière et leurs forces destructives, que des causes
de cet ordre nous rendent malades ou nous tuent.

Les substances absolument vénéneuses de leur *Contagieuse,*
nature nous atteignent de trois façons : elles sont
introduites avec l'air dans la respiration, comme les
germes de la peste; par le contact extérieur, comme
le venin du chien enragé ou des bêtes venimeuses;
par l'intérieur, comme les aliments, les boissons
ou les médicaments. Le poison qui n'a d'effet que

I.

Venenum, quod non nisi intro sumptum
vires habet, omnium infirmissimum exsistit, non in spiritu, non in tenui humore,
sed in crassiore quadam substantia inhærescens; hujus generis sunt fungi, arrhe-
nicum, auripigmentum, et alia pæne
innumera, quæ non odore, non adhæsu,
sed haustu solo enecant. Hæc Chirurgi in
malignorum ulcerum curatione citra ullam
partium corporis jacturam, magnoque usu
extrinsecus adhibere solent; ex quo intelligitur non esse illa contactu deleteria. At
vero si quid istorum sumatur, è crassiore
materia venenum vi nostri caloris suscita-
tum in principes demum partes sese inserit,
profertque sui furoris incommoda. Venenum quod halitu nos ferit, omnium præsen-
tissimum est et efficacissimum, nec humore
nec crassiore materia, tanquam vehiculo,
indigens ut in nos agat ac commigret;
sed tenuissimum cum sit, spiritu haustum
celerrime per pulmones in cor, viscus nobi-
lissimum, et in arterias, in omne denique
corpus irrepit; primum spiritus, deinde
humores, postremo ipsarum partium subs-

s'il est pris par la bouche est le plus faible de tous; il n'est pas inhérent à une vapeur, à une humeur subtile, mais à une substance plus grossière; de ce genre sont les champignons, l'arsenic, l'orpiment et une infinité d'autres qui ne tuent ni quand on les respire, ni quand on les touche, mais seulement quand on les avale. Les chirurgiens en font un fréquent usage comme topiques pour la guérison des ulcères malins, et cela sans aucun danger pour les parties du corps où ils sont appliqués; ce qui prouve que leur contact n'a rien de dangereux. Mais si un de ces corps est avalé, le poison séparé de cette matière grossière et mis en action par la puissance de notre chaleur, s'infiltre dans les parties nobles, et y exerce ses ravages. Le poison qui nous atteint par la respiration est le plus prompt et le plus violent, n'ayant besoin comme véhicule, ni d'humeur, ni d'une matière plus épaisse pour agir et se répandre dans nos organes; comme il est très-délié, à peine inspiré, il passe en un moment par les poumons au cœur, le plus noble des viscères, aux artères, enfin dans tout le corps où il altère d'abord les esprits, puis les humeurs, enfin la substance des organes mêmes. Quant au poison qui agit par contact il est moins actif, sa vertu n'ayant pas pour véhicule une

tantiam labefactat. Quod autem venenum contactu ferit, minus efficax est, neque in solo spiritu, vel in aëre, sed in humore quodam provehente vires habet. Hoc vero cum in partem cute nudatam insederit, contactu quidem eam primum, dein vero proximas reliquum que corpus omne consecutione quadam inquinabit. Non enim rabidi canis halitus solum contagione quempiam polluit; at in partem demorsu apertam, vel humor vel saliva eructatur, cum quo virus illinc sensim in omne corpus evadit. In integram vero cutem si inciderit, nihil efficit; epidermis enim densa cum sit atque valida, horum hebetiorum et crassiorum venenorum substantiam altius penetrare non sinit, nisi vel findatur, vel dilaceretur. Sic enim bestiarum, quæ virus ejaculantur, venenum provehente ducitur humore; sic sagittarum venenatarum, sic elephantiasis aut luis venereæ virus, non inspiratu sed humore in quamvis partem cute nudam defixo, sensim prorepit in omne corpus. Ex iis tamen quæ solo contactu officiunt, pauca quædam nume-

vapeur seulement ou l'air, mais une certaine humeur. Ce poison, lorsqu'il tombe sur une partie
privée d'épiderme, souille par son contact cette
partie d'abord, puis les plus voisines, et de proche
en proche le reste du corps. En effet, l'haleine seule
du chien enragé n'est point contagieuse; il faut
qu'une partie du corps ouverte par la morsure re-
çoive la bave ou la salive, qui de là peu à peu porte
le virus dans tout le corps. Si ce virus tombe sur
une peau intacte il n'a point d'effet; car l'épiderme
épais et sain ne laisse pas pénétrer la substance de
ces venins faibles et grossiers, à moins d'être fendu
ou écorché b. C'est ainsi que le venin lancé par certains animaux est introduit avec l'humeur qui lui
sert de véhicule; c'est ainsi que le venin des flèches
empoisonnées, le virus de l'éléphantiasis ou celui
du Mal vénérien s'étendent peu à peu dans tout le
corps, non par la respiration mais par un liquide
déposé sur une partie quelconque privée d'épiderme.
Cependant, de ceux qui agissent par le seul contact
il en est quelques-uns qui pénètrent dans la peau et
la traversent, même quand elle est intacte, saine et
épaisse, et s'introduisent au-dessous d'elle, comme
le venin du basilic ou celui de la torpille c. Ces
trois causes occultes d'empoisonnement, constituent

rantur quæ integram etiamnum cutem,
quamvis validam et densam, pervadunt et
penetrant introque subeunt : ut quod à ba-
silisco aut torpedine pisce infligitur virus.
Atque hæ tres occultæ atque venenatæ
causæ tres occultorum morborum differentias constituunt : quorum alii ab aere, alii
contactu, alii à venenata, quæ intus sit,
materia procedunt contrahunturque. Hi
quidem omnes venenati sunt, at non similiter neque iisdem ex causis. Nam qui ex
intus conclusa materia processerunt, quia
foras non emigrant, neque in vicinas partes
prorepunt, simpliciter venenati nuncupan-
tur; qui vero ab aëre aut contactu fiunt,
contagiosi; quod vel externæ ejusque venenatæ causæ occursu geniti sint, vel contagione mutuaque societate vicinas partes
contaminent. At hi qui solo contactu con-
trahuntur, ut hydrophobia, lues venerea
et qui bestiarum venenatarum ictu fiunt,
simpliciter contagiosi dicuntur; alii qui ab
aëre procedunt, pestilentes. Ut idcirco brevissime dici possit : Occultorum morborum
alios venenatos esse, alios contagiosos, alios

trois genres de maladies occultes, dont les unes se contractent par l'air inspiré, les autres par le contact et les dernières par l'inoculation d'une matière vénéneuse. Toutes sont bien des maladies virulentes, mais non semblables, ni provenant des mêmes causes. En effet, les maladies qui procèdent d'une matière renfermée à l'intérieur sont simplement dites vénéneuses, parce qu'elles n'apparaissent pas au dehors, et n'envahissent pas les parties voisines; au contraire, sont dites contagieuses celles qui se gagnent par le contact ou en respirant le même air, qu'elles soient engendrées par la rencontre d'une cause externe et vénéneuse, ou qu'elles souillent les parties voisines par le contact ou la cohabitation. Celles qui proviennent du seul contact, comme l'hydrophobie, le Mal vénérien et celles qui viennent des bêtes venimeuses, sont simplement dites contagieuses; celles qui procèdent de l'air, pestilentielles. En résumé, parmi les maladies occultes, les unes sont vénéneuses, d'autres contagieuses, d'autres enfin pestilentielles. Mais laissons de côté les maladies vénéneuses et pestilentielles, et disons quelques mots des contagieuses.

pestilentes. Sed venenatis et pestilentibus
relictis, de contagiosis pauca quædam dicemus.

Non manifestus, Contagiosi tota substantia morbi alii manifesti sunt, alii occulti. Manifesti sunt
phthisis, pruritus, scabies, lepra, achores,
favi et reliqui hujus generis, qui licet contactu et fiunt et afficiunt, nihil tamen oc-
cultum malignumque recipiunt sed à manifesta putredine, et qualitatum primarum
intemperie oriuntur. Contagiosi occulti dicuntur, qui externi cujuspiam veneni occursu et contagione primum contracti sunt,
ut stupor à torpedine pisce vel ab opio,
hydrophobia, et qui scorpionum bestiarum
que venenatarum morsu vel telorum ve-
neno infectorum ictu fiunt. In horum censu
jure numeranda venit lues venerea. Cum
enim neminem unquam hac lue labefactaverit inquinaveritve aëris inspiratio, nec
multos communiter illa invadat, non potest
inter Epidemicos morbos censeri. Cumque
nec alimentorum impuritate nec vitio sit
Sed occultus. orta, non numerabitur in venenatis. Restat
igitur ut habeatur inter contagiosos quorum

Les maladies contagieuses de toute la substance sont ou apparentes ou occultes; celles qui sont apparentes sont la phthisie, le prurigo, la gale, la lèpre, les achores, la teigne et d'autres du même genre, qui, bien que se communiquant par le contact, n'ont pourtant rien d'occulte ni de malin, mais proviennent manifestement d'une pourriture et de l'intempérie des qualités premières. On appelle contagieuses occultes, celles qui sont contractées par la rencontre et le contact d'un poison externe : tel est l'engourdissement causé par la torpille ou par l'opium, tels sont l'hydrophobie et le mal causé par la piqûre du scorpion, la morsure des bêtes venimeuses, ou les flèches empoisonnées. On peut à bon droit comprendre dans leur énumération le Mal vénérien. En effet, comme la respiration de l'air n'a jamais donné ce Mal à personne, et comme il n'a jamais été contracté en même temps par plusieurs individus, on ne peut le mettre au nombre des maladies épidémiques. Comme il ne provient ni de l'impureté ni d'une mauvaise qualité des aliments, on ne peut le compter parmi les mala-

Elle n'est p[as]
apparente,

Mais occulte.

peculiaris est sua cujusque causa. Et licet
fortassis ab externis hæc causis primum originem non habuerit, quoniam tamen hæc
semel genita non nisi contagione postea afficit, contagiosorum more, contagiosus quoque morbus dicendus est; alioqui nec ele-
phantia, nec qui luis venereæ et elephantiæ
permixtione fieri possunt , inter morbos
contagiosos recenserentur; quod tamen veterum auctoritas et usus coarguit. Itaque
lues venerea totius substantiæ affectus est
occultus et contagiosus.

dies vénéneuses; il ne lui reste donc plus qu'à
prendre rang parmi les maladies contagieuses, qui
ont chacune une cause particulière. En admettant
même que dans l'origine ce Mal n'ait pas été produit par une cause externe, comme une fois en-
gendré il ne se reproduit plus que par contagion,
de même que les autres maladies contagieuses, on
doit lui donner ce nom; autrement, ni l'éléphantiasis, ni les maladies qui peuvent résulter du mélange de l'éléphantiasis et du Mal vénérien, ne seraient comptées parmi les contagieuses, ce qui est
contraire à l'autorité des anciens et à la commune
opinion. Ainsi, le Mal vénérien est une *affection contagieuse et occulte de toute la substance.*

CAPUT II

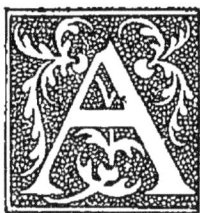

Ortus anno 1493. NNUS fuit à Christo nato post M. et CCCC. nonagesimus tertius (aliis secundus) cum irrepsit lues venerea apud Neapolim, primum in Gallorum exercitum. Unde à Gallis Neapolitanus, à Neapolitanis Gallicus morbus est appellatus.

Non peculiari ira Dei, Hunc iram Dei Opt. Maximi interpretati sunt Theologi, cum hanc malorum à nobis morum pœnam exigi, hoc supplicium de scortatoribus sumi publice docuerunt. Hinc statim mira tam horrendum affectum superstitio excepit, indoctis quibusque hominibus et mulierculis ad Divos nescio quos vota sua referentibus, opemque ab iis poscentibus.

CHAPITRE II

ORIGINE DU MAL VÉNÉRIEN

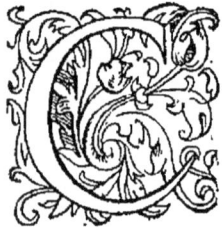

E fut l'an de Jésus-Christ 1493, d'autres disent 1492 ᵈ, que le Mal vénérien fit son apparition devant Naples, d'abord dans l'armée française. De là les Français l'appelèrent Mal de Naples et les Napolitains Mal Français. *Apparition du Mal en 1493.*

Les Théologiens le crurent un effet de la colère de Dieu et enseignèrent publiquement que c'était une punition de nos mauvaises mœurs, un supplice infligé aux libertins. Aussitôt des idées de superstition s'attachèrent à cette horrible maladie, et les femmelettes, ainsi que les hommes simples, portèrent leurs vœux à je ne sais quels saints et implorèrent leur secours. *Il n'est pas dû à la colère de Dieu,*

Nec siderum as-
pectu,

Non defuerunt etiam Astrologi et Meteo-
rologici, qui morborum popularium causas
altius repetentes, insolentem quandam siderum constitutionem ac binas solis eclipses,
aëri inquinamenta quædam respergentes
accusarunt, Epidemicumque hunc affectum
dixerunt : quorum etiam opinionem plures
Medici postea sunt secuti.

Sed contagio.

At ego vel ab insulis quibusdam Ameri-
cis, in quibus populariter affectum hunc
grassari audio, per Hispanos in Gallorum
exercitum vitium allatum crediderim; aut
illic certe scorti cujuspiam magna impuritate contractum, cujus dein contagio in omnem Europam, Asiam, Africam, et extremam Indiam defluxerit, omnemque orbis
partem, quæ nostratum commerciis utitur,
impleverit. Etenim si Epidemicorum morborum conditione, à certo astrorum influxu
derivata est hæc lues, quomodo paucis diebus plures non afflixit, tandemque tempore
desiit? Ita enim pestis illa Anglica hoc seculo nata, sæpius jam et invasit et exstincta
est penitus. Ita morbi omnes Epidemici
ab Hippocrate celebrati ita exanthemata et

Il ne manqua pas non plus d'astrologues et d'interprètes des météores qui, recherchant plus haut les causes des maladies épidémiques, accusèrent une disposition insolite des astres et deux éclipses de soleil d'avoir répandu dans l'air certaines impuretés, et considérèrent cette maladie comme épidémique. Leur opinion prévalut même dans la suite chez beaucoup de médecins. ·

Ni à l'influence des astres,

Quant à moi je crois ou que de quelques îles de l'Amérique, dans lesquelles il est, dit-on, très-commun, le Mal fut apporté par les Espagnols dans l'armée française, ou qu'il aura été contracté dans cette armée de quelque femme publique, d'une extrême malpropreté ; que par contagion il se sera répandu ensuite dans toute l'Europe, l'Asie, l'Afrique et jusqu'aux confins de l'Inde, en un mot sur toutes les parties de la terre qui sont en rapport de commerce avec nous. En effet, si, comme les maladies épidémiques, ce fléau provient d'une certaine influence des astres, comment n'a-t-il pas frappé un grand nombre de personnes en peu de jours, et n'a-t-il pas disparu au bout de quelque temps, de même que cette peste anglaise ᶜ qui a pris naissance dans ce siècle, a fait plusieurs apparitions et s'est complétement éteinte ; de même que toutes les mala-

Mais à la contagion.

ecphymata ortus et interitus sui cursum semper absolvunt. At aut ab uno aut admodum paucis apud Neapolim originem habuit lues venerea, cujus contagio hactenus serpsit in reliquos, nec tempore desiit. Itaque accusanda hoc loco multorum credulitas, qui multas se in cœnobiis virgines arcte conclusas hac lue labefactatas vidisse scripserunt, sine viri consuetudine et impuro contactu, sola inquinatas aëris inspiratione.

Non alimento-
um vitio.
Non minus explodenda est illorum opinio, qui alimentorum impuritate et vitio luem hanc sæpius oriri contendunt : quasi vero nunquam antea putridis et vitiosis alimentis usi sint homines, sine lue venerea, aut hæc in plebeios tantum et infimæ sortis homines, vitiosis plerumque cibis victitantes, non autem in magnates et reges ipsos selectissimis cibis utentes grassata sit.

Nec mitescit in
es.
Multi etiam luem hanc in dies mutari et ita inclinare atque consenescere, ut sit post-

dies épidémiques décrites par Hippocrate, et les maladies exanthémateuses et pustuleuses qui ont une fin aussi bien qu'un commencement. Mais le Mal vénérien a tiré son origine ou d'une seule personne, ou d'un très-petit nombre de gens au siége de Naples; il s'est jusqu'à présent étendu par contagion de toutes parts et n'a pas cessé avec le temps. Aussi doit-on blâmer ici la crédulité de tant d'auteurs qui disent avoir vu souffrir de cette maladie beaucoup de jeunes filles étroitement cloîtrées dans les couvents, sans avoir eu commerce avec les hommes ni aucun attouchement impur, et infectées par la seule respiration de l'air.

Il ne faut pas moins condamner l'opinion de ceux qui prétendent que ce Mal vient de la défectuosité et de la corruption des aliments; comme si auparavant il n'était jamais arrivé aux hommes de manger des viandes corrompues sans contracter le Mal vénérien, ou comme si n'atteignant jamais que les gens du peuple et de basse condition, qui vivent la plupart du temps d'une mauvaise nourriture, ce Mal avait épargné les grands de la terre et les rois eux-mêmes, à qui l'on ne sert que les mets les plus choisis.

Et non à un vice des aliments.

Beaucoup de gens ont écrit que ce Mal se modifie de jour en jour, qu'il décline et vieillit de ma-

Il ne s'affaiblit pas avec le temps.

2

hac brevi finem habitura, litteris prodiderunt. Aiunt enim, cum primum oriretur,
tanta fuisse fœditate, ut quæ nunc grassa-
tur vix illius generis esse putetur. Ulcera
erant innumera, in quernæ glandis speciem
et magnitudinem aspera exporrectaque;
spurcus ab iis profluens humor, fœtor vero
tantus exhalans, ut cujus nares attigisset,
is infici mox crederetur; color pustulis ex
nigro virescens ipso aspectu non minus
ægros quam dolore cruciabat. Fugiebant
idcirco omnes ejus aspectum, nedum contactu abstinebant, ut morbi præterea nullius.
Quæ vero secuta est et jam passim vagatur,
pustulas quidem habet paucas ut et ulcera,
dolores autem atroces cum tuberculis scirrhosis; ea ut fœditate tolerabilior, ita certe
doloribus et cruciatibus immanior evafit.
Id vero minime senescentis luis naturæ et
conditioni tribuerunt, fed præposteræ multorum curationi. Adeo enim est hæc lues
mortalibus formidabilis, ut vel illius minima suspicione confestim ad remedium
ex hydrargyro concurratur, quod sane
pustularum ardorem extinguit exsiccatque

nière à prendre fin bientôt. Ils disent, en effet, qu'à
son début ce Mal était si horrible que celui d'à présent peut à peine passer pour être du même genre.
Les plaies étaient sans nombre, rugueuses, saillantes, comparables pour la forme et la grandeur
à des glands de chêne. Il s'en écoulait un liquide
sanieux, et il s'en exhalait une telle fétidité que celui
qui l'avait sentie passait pour devoir être atteint du
Mal. La couleur des pustules était d'un noir verdâtre,
et leur aspect ne tourmentait pas moins les malades
que la douleur qu'elles causaient. Chacun fuyait
donc la vue de ce Mal et redoutait son contact plus
que celui de tout autre. Tandis que depuis lors et
tel qu'on l'observe maintenant, le Mal présente peu
de pustules et d'ulcères, seulement il se manifeste
par des douleurs atroces que déterminent des tubercules durs, et si son aspect est moins hideux, les
douleurs et les tortures qu'il cause sont plus terribles.
Mais ce n'est pas à l'état de déclin du Mal, c'est à
un traitement malentendu qu'il faut attribuer cela.
En effet, ce Mal est tellement redouté, qu'au moindre
soupçon on recourt immédiatement au traitement par
le mercure qui sans doute éteint le feu des pustules
et dessèche les ulcères, mais qui augmente l'état
catarrhal et les douleurs articulaires. A moins donc

ulcera, at destillationes articulorumque dolores adauget. Itaque hanc, nisi Deus Opt.
Max. sua clementia ipse extinguat, aut effrenem hominum libidinem temperet, nunquam extinctum iri, sed fore humano generi
comitem, et immortalem, crediderim.

que Dieu, dans sa clémence, ne mette fin à ce fléau, ou qu'il ne modère la luxure effrénée des hommes, cette maladie ne s'éteindra jamais, et sera, je crois, pour toujours la compagne du genre humain.

CAPUT III

De causa luis opiniones variae sunt.

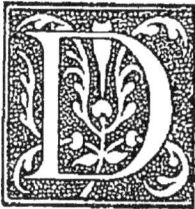

Iximus de luis origine et externa occasione. Jam de efficiente causa, cujus ad curationem inprimis est necessaria cognitio, accuratius disserendum. Hujus quidem natura et essentia quæ sit, quæ qualitas, quantæ jamdiu quamque odiosæ concertationes, quot opiniones, quam maxime à Neotericis agitatæ et summa discordia conversatæ! at nondum tamen definita quæstio est.

Alii statuunt esse hepatis intemperiem siccam.

Alius enim, hepatis intemperiem valde siccam et paulo calidiorem per contagium impressam arguit, ac eam primum quidem

CHAPITRE III

CAUSE EFFICIENTE DU MAL SUIVANT QUELQUES OPINIONS

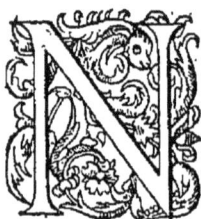

Nous venons de parler de l'origine et de la cause externe du Mal véné- rien; maintenant il nous faut étu- dier avec le plus grand soin sa cause efficiente dont la connais- sance est nécessaire avant tout pour le traitement. Sa nature, son essence, sa qualité, ont été jusqu'à présent le sujet de discussions aussi nombreuses que fastidieuses. Combien d'opinions ont été émises ! avec quelle violence n'ont-elles pas été discutées, soutenues ou combattues par les modernes ! Et ce-pendant la question n'est pas encore jugée.

Les opinions va-rient sur la cause du Mal.

L'un, en effet, l'attribue à une intempérie du foie très-sèche et un peu trop chaude, d'origine conta-gieuse; laquelle intempérie, simple d'abord, devient

Les uns disent que c'est une in-tempérie sèche du foie.

simplicem, deinde vero, increscente humore noxio, compositam; qui in carnes ac corporis habitum à natura propulsus, et continuum solvat, et pustulas ulceraque excitet, dolores, tophos aliaque incommoda innumerabilia accersat.

Rat. 1. Neque mirum videri debere, si medicamentis, quæ ad omnis generis intemperiem comparata sunt, hactenus non cesserit; quod omnis sicca intemperies partis alicujus nobilis maximeque hepatis humidi primogenii plurimum absumat atque dissipet, nec nisi arte summa et summo remediorum usu tolli emendarive possit, cum reliquæ omnes intemperies facile corrigantur.

Rat. 2. Intemperiem calidam esse, à natura rei cognosci et ab ejus effectibus. Siquidem pustulæ et ulcera, quæ in hoc sunt morbo, duritiem habent insignem : durities autem fit vel à pituita crassa, vel à melancholia. At pituita crassa facta non corrodit. Erosiones enim, quæ cum duritie affligunt, sui causam materiam crassam et densam agnoscunt. Adhæc materia tenuis erysipelata vel herpetes excitat; ulcera autem luis pro-

ensuite composée par l'augmentation d'une humeur malfaisante qui, poussée par la nature dans les chairs et toutes les parties du corps, dissout ce qui est réuni, donne naissance à des pustules, à des ulcères, enfin produit des douleurs, des nodosités et le cortége sans fin des autres maux.

On ne doit pas s'étonner si les médicaments employés contre toute espèce d'intempérie, échouent dans celle-ci; car toute intempérie sèche d'une partie noble quelconque et surtout du foie, absorbe et évapore beaucoup d'humeur radicale. On ne peut la faire disparaître ou l'amender sans un art infini et une grande habitude des remèdes, tandis que toutes les autres intempéries se corrigent facilement. *Premier argument.*

C'est une intempérie chaude : La nature du mal et ses effets l'indiquent. En èffet, les pustules et les ulcères que l'on rencontre dans cette maladie ont une dureté remarquable : or là dureté vient de la pituite crasse ou de la mélancolie. Mais la pituite devenue crasse ne détermine pas d'érosions, car celles-ci, quand elles s'accompagnent de dureté, reconnaissent pour cause une matière épaisse et compacte. De plus, une matière déliée détermine l'érysipèle ou les dartres, tandis que les ulcères du Mal vénérien sont profonds et excavés. Enfin ceux-ci *Deuxième argument.*

funda sunt et cava. Denique luis venereæ
ulcera iis tolluntur remediis, quæ veteres
Arabes ad ulcera à sicca et torrida materia
compararunt. Quocirca à materia calida,
sicca et densa emergunt.

Rat. 3. Hæc autem materia non potest aliunde
peti quam ab hepate; siquidem medicum
est theorema : Actione aliqua per corpus
totum æquabiliter læsa, principium ejus
naturale necessario esse male affectum ; neque enim (quod exempli causa dictum sit)
motu et sensu totum corpus privari potest,
illæso cerebro motus et sensus principio;
neque asphyxia, id est summa pulsus im-
becillitas, in toto corpore deprehendi potest,
illæso ejus principio corde. Sic profecto vi-
tiato sanguine in omnibus corporis partibus
necesse est hepar læsum esse, et cujusmodi
est sanguinis vitium, talem quoque esse
jecoris noxam. At omnes eo morbo affecti,
lividi fere et subnigri cernuntur, floridum
que tum faciei tum reliqui corporis amit-
tunt colorem, quo fit ut fanguis in hepate
gignatur crassus, densus et mordax, qui postea in superficiem protrusus, eum colorem

sont guéris par les mêmes remèdes que ceux employés jadis par les Arabes pour les plaies provenant
d'une matière sèche et brûlante. D'où l'on peut
conclure qu'ils proviennent d'une matière chaude,
sèche et compacte.

Or, cette matière ne peut provenir que du foie; *Troisième argu-*
en effet, c'est une maxime en médecine, que : si une *ment.*
force quelconque est affectée également dans tout le
corps, son principe naturel est nécessairement atteint
de mal. Car, pour prendre un exemple, le corps
tout entier ne peut être privé de mouvement et de
sentiment, sans qu'il y ait lésion du cerveau, principe du mouvement et du sentiment [f]; on ne peut
non plus rencontrer dans tout le corps l'asphyxie,
c'est-à-dire l'extrême faiblesse du pouls, sans que le
cœur, principe du pouls, soit lésé. Par la même
raison le sang étant vicié dans toutes les parties du
corps, le foie doit nécessairement être malade, et tel
est le vice du sang, telle sera là maladie du foie. Or,
tous ceux qui sont affectés de ce Mal se distinguent
par une coloration livide et presque noirâtre. Ils
perdent la teinte rose aussi bien de la face que du
reste du corps, parce que alors le foie produit un
sang grossier, épais et corrosif qui, en arrivant à la
superficie du corps, y apporte cette couleur. Car la

invehit; nam talis est cutis in superficie quales sunt humores in intimo corpore exsuperantes; nisi ad profundum frigore aut alia occasione decubuerint, recesserintve.

Alii, esse humorum affectionem malignam. Alii omnes in hoc conveniunt, quatuor humorum exustionem et malignam quandam affectionem antecedentem causam esse luis, dum nec dolores nec pustulas excitat, conjunctam vero et continentem, dum illa jam protulerit; humores autem in hunc modum vitiari atque corrumpi, scilicet : vel aëris vitiati atque corrupti inspiratione, vel cibi cacochymi et aquæ corruptæ usu, vel certe alterius inquinati cujuspiam contagione atque congressu.

Alii, esse sanguinis suppurationem. Quidam nihil aliud esse scripsit, quam depravati sanguinis suppurationem, quæ post in tumores et nodos consiccata induretur, et cujus scaturigo à male affecto jecinore pullulet.

Refutatur prima opinio. Horum rationes quam vim habeant paucis excutiamus, ut veritas magis elucescat.

1. Ratio. Intemperiem siccam luis causam non esse, ex invadendi serpendique modo cons-

peau est telle à sa surface que sont les humeurs do-
minantes au centre du corps, à moins que le froid
ou toute autre cause ne les retienne, ou ne les rappelle au dedans.

Tous les autres auteurs s'accordent à dire : que le
dessèchement des quatre humeurs et une certaine
affection maligne sont la cause préexistante du Mal
vénérien, tant que celui-ci ne développe ni douleurs
ni pustules, et qu'ils en sont la cause conjointe, in-
hérente, quand ces accidents se sont déjà produits ;
que les humeurs sont viciées ainsi et corrompues
soit par la respiration d'un air vicié et corrompu,
soit par l'usage d'une nourriture de mauvaise qualité
et d'une eau corrompue, soit à plus forte raison
par la contagion et le coït avec un individu entaché
de ce Mal.

D'autres que c'est une affection maligne des humeurs;

Quelqu'un a écrit que ce n'était autre chose
qu'une suppuration du sang altéré, suppuration qui,
desséchée, formerait des tumeurs et des nœuds durs,
et qui a sa source dans un foie malade.

D'autres que c'est la suppuration du sang.

Discutons en peu de mots la valeur de ces arguments pour faire mieux ressortir la vérité.

Réfutation de la première opinion.

L'intempérie sèche n'est pas la cause du Mal ; son
mode d'invasion et sa marche le prouvent. En effet,

Premier argument.

picuum est. Omnis enim viscerum intemperies, præsertim vero sicca, paulatim contrahitur, idque vel potus penuria, vel rerum
calidarum et siccantium diuturno usu. Est
enim siccitas patiens qualitas minimam vim
agendi sortita. Atqui luis causa, quanquam
non semper subito se prodit, sed interdum,
ut rabidi canis virus, aliquandiu in nobis
delitescit, repente tamen semper contrahitur, eo ipso die vel altero, vel certe brevi admodum temporis spacio. Qua parte
contracta est ea ulcere aliove symptomate
certa de se indicia prodit, totumque corpus
vel optime sanum pervertit. At potestne
jecur tam cito siccescere, humidumque ejus
primogenium absumi, et retorridus in eo
genitus humor in corporis ambitum pro-
pelli? Quænam ista, aut in quo alio morbo
tam repentina perspecta est humorum secre-
tio, genitave intemperies? In febre quidem
pestilenti, dum inquinati aëris inspiratione
repente cordis spiritus contaminantur, la-
cessitum cor suæ affectionis indicia, car-
bunculum et bubonem, foras eructat. At
minime tamen accensa aut resiccata sunt

toute intempérie des viscères, surtout celle qui est
sèche, se contracte lentement, et ce, faute de boire
assez, ou par un usage journalier d'aliments chauds
et desséchants; car la sécheresse est une qualité pas-
sive, douée d'une force d'action minime. Or, bien
que la cause du Mal vénérien ne se manifeste pas
toujours subitement, mais que parfois, ainsi que le
venin du chien enragé, elle demeure pendant un certain temps cachée en nous ᵍ, toutefois le Mal se
contracte toujours d'une façon soudaine, le jour
même ou le lendemain, ou tout au moins en un
court espace de temps.

Dans la partie qui l'a contracté, le Mal se manifeste d'une manière certaine par un ulcère ou tout
autre symptôme, et tout le corps, même le plus sain,
en est bientôt infecté. Mais peut-on voir si vite le foie
se dessécher, son humide radical être absorbé, et
l'humeur brûlante qui est produite en lui se pro-
pager à toute la surface du corps? Qu'est-ce donc
qu'une dissolution aussi soudaine des humeurs, et
dans quelle autre maladie a-t-on pu observer une
intempérie si promptement survenue? Il est vrai que
dans la peste, les esprits du cœur étant soudaine-
ment infectés par l'absorption d'un air empoisonné,
cet organe attaqué donne comme preuve extérieure

viscera ; cor siquidem maligna quadam et inexplicabili qualitate obsessum sæpe prius extinguitur, quam viscerum temperies possit permutari.

Ratio.

Adhæc cedo, quæ intemperies unquam contagiosa visa est?

*espondetur ra-
ni tertiæ.*

Neque vero si tubercula dura et ulcera exedentia luem veneream statim excipiunt, idcirco sane horum principium jecur sicca intemperie statim laborat. Ea quippe non tam à jecoris vitio et noxa, quam à malignitate causæ, quæ humores in sui naturam depravat, proficiscuntur. Itaque calida et sicca hepatis intemperies luis venereæ causa esse non potest. Indignum certe fuit tanti philosophi gravitate in re adeo aperta cæcutire.

*eliquæ opinio-
negliguntur.*

Aliorum ego omnium opiniones, quæ non nisi simplicem humorum corruptionem et exustionem proponunt, nihil moror : cum vel ipsis medicinæ tironibus ac tonsoribus notum sit, omnis generis ex humorum putredine morbos sine lue superioribus

de son mal, le charbon et le bubon. Et pourtant les viscères ne sont que peu enflammés ou desséchés, car sous l'influence d'une certaine qualité maligne et inexplicable le cœur s'arrête souvent avant que l'état des viscères ait pu se modifier.

De plus, je le demande, vit-on jamais une intempérie contagieuse? *Second argument.*

Et de ce que des tubercules durs et des ulcères rongeants suivent de près le Mal vénérien, il ne s'ensuit pas que le foie, leur principe, soit aussitôt affecté d'une intempérie sèche. En effet, ces accidents proviennent moins du vice et du mauvais état du foie que de la malignité de la cause qui modifie les humeurs à sa ressemblance. L'intempérie chaude et sèche du foie ne peut donc pas être la cause du Mal vénérien, et s'être montré aveugle dans une affaire aussi claire, est certainement indigne du mérite d'un si grand philosophe [h]. *Réponse au troisième argument.*

Pour moi, je ne m'arrête même pas aux opinions de tous les autres auteurs qui ne parlent que de la simple corruption et inflammation des humeurs. En effet les élèves eux-mêmes et les barbiers savent que de tout temps il a existé des maladies de tout genre, causées par la corruption des humeurs sans *Il ne faut pas tenir compte des autres opinions.*

seculis grassatos fuisse, nec iis remediis, quæ humorum putredinem arcent et emendant, luem veneream bene unquam fuisse curatam.

qu'on eût connaissance du Mal vénérien, et que
celui-ci n'a jamais été bien soigné quand on a employé les remèdes qui combattent et corrigent la
corruption des humeurs.

CAPUT IV

VERA LUIS CAUSA EFFICIENS

Sed luis causa est venenata qualitas in humore.

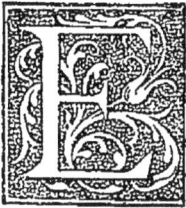

EFFICIENS luis venereæ causa occulta est et venenata qualitas, atque perniciosa labes attactu et contagione contracta; quæ licet levis admodum et fere corporis expers sit, sensusque nostros effugiat, non simplex tamen et solitaria existit, sed in humore aut alio quovis corpore inhærescit, quo ut subjecto quodam et vehiculo utitur. Qui enim possit corpori nostro vim inferre virtus incorporea?

Contagio contracta.

Hujus perniciei vis et efficacia diutius aliquando in nobis delitescit, tempore tamen copiosis signis et argumentis se prodit. Ut enim rabidi canis aut scorpionis, ita

CHAPITRE IV

VÉRITABLE CAUSE EFFICIENTE DU MAL VÉNÉRIEN

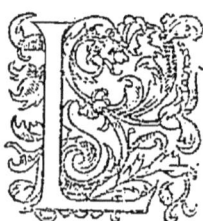

A cause efficiente du Mal vénérien est un principe occulte et venimeux, un poison pernicieux qui se contracte par la contagion et l'attouchement, qui, bien que très-léger, presque insaisissable, échappant à nos sens, n'est pourtant pas simple et isolé, mais réside dans une humeur ou tout autre corps qui lui sert de substratum et de véhicule [1]. Comment, en effet, une force immatérielle pourrait-elle avoir de l'influence sur notre corps ?

La cause du Mal est un principe venimeux de l'humeur,

Ce principe funeste et actif demeure quelquefois longtemps en nous sans se manifester, mais avec le temps des signes nombreux témoignent de sa présence. Car le venin, comme celui du

Qui se contracte par contagion.

3.

hujus venenum ab ea sede quæ sit primum contagione inquinata, sensim in omne corpus spargitur, contagiosorum morborum naturam et conditionem imitatum. Maxime autem venereo contrahitur concubitu, à quo et nomen invenit et ejus frequentatione propagata est lues in hominum genus et, ex unius impuritate et inquinamento, sensim in universum orbem disseminata, miserabile scortorum flagellum. Itaque qui venereo complexu jungitur cum inquinata, à pudendis luem contrahit; nutrix à qua infans pollutus lac sugit, à mammis; obstetrix quæ infectæ parienti opem tulerit, à manu; infans à vitiata nutrice altus, nunc ab ore, nunc ab interioribus; condormiens inquinato sudore diffluenti, à cute et à summis partibus; qui effusiore osculo salivam exceperit, ab ore.

Per corporis partem apertam. Hujus tamen veneni vis, quia est hebetior, non nisi in apertam nudamque partem sævit; neque qui jam inquinatus est, alium halitu solo, sed liquore de se in alterius

chien enragé ou du scorpion, se répand peu à peu, du point qui le premier a été infecté par la contagion, dans tout le corps, imitant la nature et la marche des maladies contagieuses. Il se contracte surtout dans les plaisirs de Vénus d'où lui vient son nom; c'est par là qu'il s'est propagé dans l'espèce humaine et que la souillure et l'infection d'un seul individu ont disséminé peu à peu sur toute la terre ce cruel châtiment des libertins. Ainsi, l'homme qui a des rapports sexuels avec une femme infectée contracte le Mal par les parties honteuses; la nourrice, dont un enfant souillé suce le lait, le contracte par la mamelle; c'est la main qui est contaminée chez la sage-femme prêtant son secours à une femme en couche infectée; ce sont tantôt la bouche, tantôt les organes intérieurs chez l'enfant qui tète une nourrice malade; la peau et les parties superficielles, se prennent chez l'individu contagionné par la transpiration de son compagnon de lit; celui enfin que la salive d'un baiser lascif a souillé est atteint à la bouche[i].

Toutefois, la force de ce venin n'est pas assez grande, pour sévir autrement que sur une partie nue et ouverte; et celui qui est atteint de ce Mal ne contamine pas un autre individu par son haleine

Par une ?
ouverte du c

corporis partem epidermide nudatam re-
jecto contaminat, à qua malum prorsus
initium sumit.

Partium à quibus lues initium capit, aliæ
aliis gravius vitæ discrimen inferunt. Omnium exitiosissima est lues, quæ ab interioribus et reconditis visceribus, aut à partibus obscœnis inchoat; cæteræ leviores et
Quæ deinde re- minus periculosæ. Cuicumque particulæ
liquas afficiat. lues primum insederit, illic inhærescens
pustulam excitat, interim et ulcusculum
inde longius prorepens radices figit, sensimque partium continuatione interiora subit, et ex parvo initio et quasi suscitabulo
profecta, paulatim propagatur et invalescit;
dum non spiritus modo atque humores,
sed et carnem, et partes solidas omnes pervagetur et, ad extremum, ni medicamentum
adhibueris, furore omne corpus vastet atque
depopuletur, idque hac fere ratione.

Quo ordine mo- Cum virus, exempli causa, concubitu à
doque proferat : pudendis madore perfusis initium habet,
pustulas in his primum et ulcuscula evocat
contumacia malique moris. Vapor deinde
aut spiritus ductu cavo pudendi introre-

seule, mais par un liquide provenant de lui et qui touche chez l'autre une partie privée d'épiderme sur laquelle le Mal prend commencement.

Suivant que le Mal débute dans telle ou telle partie, les dangers qu'il fait courir à l'existence sont plus ou moins grands. Le cas le plus grave, c'est quand le Mal attaque d'abord les organes intérieurs et cachés ou les parties honteuses; dans les autres cas il est moins dangereux. Si petit que soit le point où le mal s'est introduit, en s'y établissant il développe une pustule, puis un petit ulcère par lequel il se fixe au moyen de racines qu'il pousse plus avant; insensiblement, il atteint les parties intérieures par leur continuité même. Insignifiant à son début et n'ayant qu'une faible impulsion initiale, peu à peu il se propage, prend de la force, et envahit non-seulement les esprits et les humeurs, mais la chair et toutes les parties solides; enfin, si l'on n'y porte remède, il ravage tout le corps à peu près de la façon suivante.

D'où ensuite gagne le reste.

Quand le poison, par exemple, est inoculé par le contact humide des parties génitales, il y développe d'abord des pustules, et de petits ulcères malins et rebelles. Ensuite, sa vapeur ou son esprit se glissant par le canal de l'urèthre (car on ne peut croire

Dans quel ordre et de quelle manière il produit

pens (neque enim crebibile est humoris
quiddam eo subire), venæ cavæ sanguinem
arteriæque majoris spiritum labefactat. Tunc
etiam bubo prorumpit in inguine; hinc
Gonorrhœam, vasis spermaticis renibusque affectis, gonorrhœa se prodit, qua virus velut eructando
turpissime ejicitur. Cum exsecrandum malum jam jecur et ventriculum invasit, levis
quidam alvi fluor suboffendit; moxque
cum jecore sanguis polluitur, cujus cunctæ
postea venæ participes fiunt, eoque in artus,
in cutem, in musculos disseminato, compressum maleficium atque tacitum erumpit,
prosiliuntque lividæ rubentesque pustulæ,
Ulcera, ulcuscula crustosa et herpetes, nonnullis
cava ulcera atque maligna, biliosis quidem
phagedænica et exedentia , melancholicis
cancrosa, pituitosis leviora sed fœdiora et humore quodam mucoso fœtidoque manantia,
sanguineis crebriora carbunculi effigie. Omnia quidem labris præduris, tumentibus et
inversis, quæ exesa carne, ipsa etiam ossa
depascunt, primum tenella, qualia sunt nasi
et palati, deinde solidiora quæ putria cariosaque tempore excidunt. Ab iis cum

qu'une humeur quelconque y pénètre), vient infecter
le sang de la veine cave, et l'esprit de la grande artère. Alors le bubon apparaît à l'aine; de là, les
vaisseaux spermatiques et les reins étant affectés, la *La gonorrhé*
gonorrhée se produit, et celle-ci semble vomir le
poison au dehors ᵏ. Quand cet horrible Mal a atteint
le foie et l'estomac, il se produit un léger flux intes-
tinal. Bientôt le sang est infecté avec le foie, toutes
les veines en reçoivent leur part et le répandent
dans les membres, dans la peau et les muscles; le
fléau contenu, caché jusque-là, fait irruption, et
l'on voit surgir des pustules livides et rougeâtres,
de petits ulcères croûteux et des dartres; chez
quelques-uns des ulcères profonds et malins; pha- *Les ulcères,*
gédéniques et rongeants chez les sujets bilieux;
chancreux chez les mélancoliques; plus bénins chez
les pituiteux mais aussi plus fétides, et secrétant
une sorte de mucosité infecte; enfin plus abondants
et en forme de charbon chez les individus san-
guins. Tous ces ulcères ont des bords très-durs,
tuméfiés et renversés; quand la chair est détruite,
ils s'attaquent aux os eux-mêmes, commençant
par les plus minces, comme ceux du nez et du
palais, et prenant ensuite les plus résistants, que la
pourriture et la carie détruisent avec le temps.

malum jam cerebrum summamque corporis arcem obsidet, multa supervacua pro
partis conditione pituitosa colligi necesse
est, quæ si interclusa capite contineantur,
Dolorem, magnum et acerbum dolorem commovent.
Sin foras sub cutem capitis promineant,
vel in articulos vel artus deturbentur, cruciatus excitant immanes ac diuturnos, qui
Tophos, noctu maxime ingravescant, aut tophos
præduros scirrhososque tumores, haudquaquam tamen doloris expertes, progi-
gnunt. Quanquam enim pituitosa videtur
materia, veneni tamen maleficio perfusa
acrimoniæ particeps est. Hinc sub ossium
membranas se recondens, tum acrimonia,
tum distentione dolorem excitat; in ossium
vero substantiam per tenues quasi tubos
sese inferens, illa diffundit dilatatque in
tumorem, quæ tandem carie consumpta
putrescunt. Si minus acris materia et mor-
Pilorum efflu- dax cutem non exedit, ad pilorum radices
vium. effusa malignitate aut venenato vapore effluvium concitat, quo plerique visi sunt sine
capillis, sine supercilio, sine barba, sine
pilis, qui postea repullularunt. Cum tam

Ensuite, quand le Mal assiége le cerveau, la cita- *La douleur,*
delle la plus importante du corps, il se forme
nécessairement suivant la condition de la partie,
beaucoup de produits pituiteux inutiles, qui, s'ils
restent enfermés dans la tête, déterminent une
grande et cruelle douleur. S'étendent-ils hors du
crâne sous la peau, se jettent-ils sur les articulations ou sur les membres, ils causent des dou-
leurs insupportables et continues *qui s'aggravent*   *Les bosses os-*
encore pendant la nuit, ou bien donnent naissance   *seuses,*
à des nodosités [1] très-dures, à des tumeurs squirrheuses, qui ne sont pas cependant exemptes de
douleurs. En effet, quoique cette matière paraisse
pituiteuse, comme elle est imbue de la malignité du
venin, elle participe de son âcreté. Ainsi, quand elle
s'accumule sous le périoste, elle détermine de la
douleur soit par cette âcreté, soit par la distension
qu'elle cause, et quand elle se glisse dans la substance des os, par ces espèces de tubes très-ténus,
elle les dilate et les gonfle en forme de tumeur,
pour les faire enfin tomber en pourriture, quand
ils ont été détruits par la carie.

Si cette matière moins âcre et moins mordicante   *La chute des*
n'entame pas la peau, elle se répand à la racine des   *poils.*
poils dont elle amène la chute par une vapeur ma-

multa ubique sint hujus perniciei signa,
nullum tamen cernitur in urinis, neque ex
iis quisquam aut hoc, aut aliud ullum veneni genus possit deprehendere.

Unde quoque
apparet eam ve-
nenatam esse.
Jam vero hæc paucula de lue venerea si
acriore judicio studiose observaremus, cui
non perspicua fuerit ejus pernicies ? quis
eam veneni participem inficiabitur? Si enim
minima ejus portio in totum corpus disseminata serpit non aliter quam quæ à canis
rabidi morsu infertur, possitne esse veneni
expers? Non enim in externas duntaxat,
quæ sub aspectum veniunt, verumetiam in
interiores quasque partes, in ipsaque viscera penetrat, quæ dissectis mortuis comparent pustulis ulceribusque fœda. Itaque
hoc in morbo, aliisque venenatis, plurimos
videas captiosa eaque admodum inani ratione falli, quod dum vident symptomata
hæc omnia cum humoris cujuspiam vitio
insultare, nihil præter humorem inesse putant, nihil majus animo concipiunt, neque

ligne et vénéneuse; aussi voit-on beaucoup d'individus chez qui cheveux, sourcils, barbe et poils, sont tombés, et dans la suite ont repoussé. Quoique les signes de ce Mal soient très-nombreux et qu'on les rencontre partout, on n'en voit pourtant aucun dans les urines, qui ne signalent pas plus la présence de ce Mal que celle de tout autre venin.

Or, si l'on observe maintenant avec attention et avec un jugement sain le peu que nous venons de dire du Mal vénérien, à qui sa malignité échappera-t-elle ? Qui pourra nier qu'il ne participe d'un venin ? En effet, si le moindre atome de ce Mal disséminé dans tout le corps présente une marche identique à celle du mal causé par la morsure d'un chien enragé, peut-il manquer de virulence ? Il ne borne pas, en effet, ses atteintes aux parties externes qui s'offrent à la vue, mais il pénètre jusqu'aux parties internes, jusqu'aux viscères même, qui, lors de l'ouverture des cadavres, apparaissent couverts de pustules et d'ulcères. Aussi, dans cette maladie comme dans les autres maladies vénéneuses, vous voyez la plupart des médecins se tromper en se fondant sur une raison captieuse et tout à fait vaine. Tous ces symptômes leur apparaissent avec accompagnement de trouble d'une des humeurs, et ils

D'où l'on peut voir que c'est une maladie vénéneuse.

acriore animi acie perscrutantur num aliud quippiam in humore subsit, in quo præcipua affectionis causa consistat : quale procul dubio, si sensu non cernimus, potest certe ratione ac intelligentia comprehendi, alioqui in maxima rerum ignoratione versamur. Sed de his alias.

Qui sint in luem veneream propensi? Hanc luem nulli adnasci, nisi contagio qui se polluerit, diximus; quod quoniam in concubitu solet evenire, pueros et senes aut alioqui coitus expertes rarius occupat. Sæpius et facilius, quo quis salacior et in venerem est proclivior; qua de re et à partibus obscœnis sæpissime incipit, licet et interdum ex aliis plerisque, ut dixi, locis expullulet, quibus labes contagioque fuerit aspersa. Inquinatur autem duntaxat vel purus ab impuro, vel impurus ab eo qui sit longe impurior; à simili vero vel minus impuro, nunquam. Æque impuros citra offensionem congredi licet, et uterque tamen alium puriorem congressu labefactat. Hau-

ne voient rien au-delà de cette humeur, ils n'élèvent pas plus haut leurs visées et s'inquiètent peu
de découvrir, guidés par un esprit chercheur et
curieux, s'il n'existe pas dans cette humeur quelque
autre chose en quoi puisse consister la principale
cause du Mal. Cette inconnue qui échappe à nos
sens, le raisonnement et l'intelligence doivent nous
aider à la dégager, autrement nous tomberions dans
une grande ignorance des choses. Mais nous parlerons de cela plus loin.

Nous avons dit que personne n'est atteint de ce *Quels sont ceux*
Mal sans s'être exposé à la contagion, et comme *qui sont le plus*
exposés au Mal
c'est généralement dans les rapprochements sexuels *vénérien?*
qu'il se contracte, il frappe rarement les enfants,
les vieillards, autrement dit ceux qui ne se livrent
pas au coït, mais, par contre, les débauchés et
ceux qui sont plus portés aux plaisirs de Vénus y
sont plus sujets que d'autres et, pour la même raison, le Mal débute le plus souvent par les parties
honteuses, quoique pourtant, comme je l'ai déjà dit,
il puisse se manifester sur divers autres points qui
auraient été exposés à sa contagion. Seulement,
c'est toujours un individu sain qui est infecté par un
malade, ou un malade par un autre qui l'est plus
que lui, et jamais par un sujet qui soit à un degré

ritur etiam interdum lues à scorto, quod
nondum sit inquinatum, cum quis cum eo
volutatur mox ab alio impuro scortatore.
Impuritas non ex cute exspectatur, quod
sæpe inveteratæ luis fermentum intus reconditum sit et abstrusum.

Quos maxime torqueat? Jam quos corripuit, ut quisque vivit, ita
eum aut cito deserit, aut diu tenet et in
totum absumit. In Italia et Hispania, ac si-
cubi præterea sobrii sunt homines, mitior;
in Germania, propter crapulam et victus
intemperantiam, ut diutius hæret, ita pre-
hensos infestissime torquet, et acerbissime
affligit : secundo loco sunt Galli.

de maladie égal ou inférieur au sien. Deux individus également malades peuvent avoir des rapports qui, inoffensifs pour eux, seraient infectants pour un individu moins malade. Le Mal vient souvent d'une prostituée qui n'est pas encore infectée, mais avec laquelle on a eu des rapports peu de temps après un libertin malade [m]. Il ne faut pas juger de l'impureté d'un individu par sa peau, car souvent le levain de ce Mal invétéré reste enfermé au dedans, sans se manifester à l'extérieur.

Quant à ceux que ce Mal atteint, selon leur manière de vivre, ou il les abandonne rapidement, ou il les tient longtemps et même jusqu'à destruction complète. En Italie, en Espagne, partout enfin où les hommes sont sobres, il est plus bénin. En Allemagne, l'ivrognerie et la gloutonnerie sans frein, font durer le Mal plus longtemps, et le rendent plus pénible et plus terriblement cruel pour ceux qu'il a touchés : les Français figurent entre les deux.

Quels sont ceux qu'il tourmente le plus?

CAPUT V

LUIS SPECIES, SIGNA ET SYMPTOMATA

Luis venereæ nullæ differentiæ, sed tantum gradus sunt.

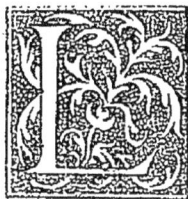

Uis differentias speciesque nonnulli, quibus symptomatum quam essentiæ major cura fuit, varias multiplicesque statuerunt. Una tamen et eadem est essentia totius; sed variis distincta ordinibus, ut alia levior sit, alia gravior. Est et corporum, in quæ illa incidit, permagna varietas. Ac utraque ex causa fit ut lues alia levioribus, alia gravioribus symptomatis exerceat.

Primus,

Omnium levissima est ea species qua solum capitis et barbæ pili sensim citra ullam corporis effusionem defluunt. Ejus quippe

CHAPITRE V

ESPÈCES, SIGNES ET SYMPTOMES DU MAL VÉNÉRIEN

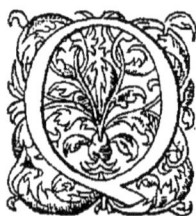

UELQUES auteurs, attachant plus d'importance aux symptômes qu'à l'essence de cette affection, ont établi pour le Mal vénérien des différences et des espèces aussi nombreuses que variées. Son essence est pourtant une et toujours la même; mais on la distingue en *variétés de degrés*, selon que le Mal est plus léger ou plus grave. La diversité des sujets qu'il attaque est des plus grandes; pour ces deux raisons, le Mal vénérien affecte les uns de symptômes plus légers, les autres de symptômes plus graves.

Il n'y a pas de différence, mais des degrés seulement dans le Mal vénérien.

La variété la plus bénigne est celle qui fait tomber peu à peu les cheveux et la barbe sans autrement troubler le corps. Son venin, en effet, consiste en

Premier degré.

4

virus in tenui quodam vapore consistit, qui in corporis summa diffunditur ad pilorum radicem. Atque ut ephemera febris à putrida, ita et hæc species distat à cæteris.

Secundus, Altera paulo deterior est, qua cutis universa crebris maculis minime tuberantibus aspergitur, iisque parvis, lentiginis instar, ac modo rubris, modo flavis; quæ non ante deleri extinguive possunt, quam morbi radix sit evulsa. Hæc in tenuissimo sanguine virus habet; quam nulla alia graviora sequuntur symptomata.

Tertius, Tertia species gravior, ac jam vera lues est. Hac rubræ aut flavæ pustulæ, primum quidem circa frontem ac tempora poneque aures, dein in capite atque etiam in reliquo corpore erumpunt et extuberant rotundo schemate, siccæ, sine pure; quæ dein sicca crusta obducuntur, atque, si negligantur, serpunt in ambitum excavantque cutem, dum ex pustula verum ulcus fiat, quod fere virulentum est ac sordidum : partes quæ ad podicem, nares atque fauces sunt, quia tenellæ, omnium primæ exulcerari solent. Emergunt autem hæc cum

une subtile vapeur qui, gagnant la surface du corps, atteint la racine des poils. Il y a autant de différence entre la fièvre éphémère et la fièvre putride qu'entre cette variété et les autres.

Une autre variété a déjà plus d'importance, c'est celle qui couvre toute la peau de taches innombrables et non saillantes ; elles sont petites, lenticulaires, tantôt rouges, tantôt fauves, et ne peuvent disparaître ou être effacées que la racine du Mal ne soit arrachée. Son venin gît dans le sang le plus ténu et aucun symptôme plus grave ne lui succède. *Second degré.*

La troisième variété est plus grave, et c'est là le vrai Mal vénérien. Ici, on voit des pustules rouges ou fauves, se produire d'abord autour du front, des tempes, derrière les oreilles, puis sur la tête, et enfin sur le reste du corps ; elles forment des saillies de figure ronde, sèches, sans pus, qui se recouvrent ensuite d'une croûte sèche, et qui, si elles sont laissées à elles-mêmes, augmentent d'étendue, creusent la peau, enfin, de pustules deviennent de véritables ulcères, lesquels sont presque toujours virulents et d'un aspect repoussant; les parties voisines de l'anus, des narines et de la gorge, sont les premières à s'ulcérer comme étant les plus délicates. Or, ces *Troisième degré.*

jecur ipsum atque sanguinis humorumque massa labefactatur; à qua protinus carnosæ mollesque partes detrimentum capiunt.

Quartus.

Quarta his species succedit, cum jam invalescens lues solidas partes, ossa, vincula, membranas ac nervos adoritur. In his jam vitiatis excrementa multa, crassa quidem ac glutinosa pro partis conditione, sed tamen maligna congestione accumulantur ; quæ nonnunquam in tendones, sæpius inter ossa et periostea confluunt. Hæc cum vel membranam ab osse divellunt, vel eam maligna acrimonia feriunt, cruciatus cient implacabiles, qui noctu fere ingravescunt. Ab his demum coagmentatis præduri tophi, cum cruciatu multo graviore succrescunt. Eadem porro cum in osse figuntur, id amplificant, distendunt atque exedunt, ut ejus sæpe deprehensa sit monstrosa figura. Tandem vero corpus vigiliis, dirisque cruciatibus confectum, et atrophia marcescens vita destituitur. Quæ luis natura ac conditio, et quibus illa ordinibus tanquam differentiis discreta sit, ex his constat.

pustules sortent quand l'infection a gagné le foie
lui-même ainsi que la totalité des humeurs et du
sang qui, ensuite, propagent le Mal aux parties molles
et charnues.

La quatrième variété succède à la précédente, *Quatrième degré.*
quand le Mal ayant envahi les parties solides, gagne
les os, les tendons, les muscles et les nerfs. Dans
ces parties viciées s'accumulent quantité d'excrétions
épaisses ou gluantes suivant la nature de chacune de
ces parties, mais provenant toujours d'une congestion maligne. Ces excrétions se produisent quelquefois sur les tendons et plus fréquemment entre les
os et le périoste; enfin, soit en soulevant la mem-
brane qui recouvre les os, soit en l'attaquant par
l'âcreté de leur venin, elles provoquent d'atroces douleurs, presque toujours avec exacerbation nocturne.
De leur accumulation naissent, avec aggravation de
la douleur, des tumeurs très-dures qui, en se fixant
sur les os, augmentent leur volume, les boursoufflent, et les minent à tel point que leur forme
devient souvent monstrueuse. Finalement, le corps
épuisé par l'insomnie et ces tourments affreux,
s'amaigrit, s'atrophie, et la vie l'abandonne. C'est à
tous ces symptômes que l'on reconnaît la nature,
la qualité et les différents degrés du Mal vénérien.

4.

Jam certa ejus-signa, quæ causæ efficientis symptomata sint sparsim proposita, seorsum enumeranda et in epilogum coarctanda sunt. Itaque si capillorum aut barbæ defluvium citra morbum gravem et acutum incidat, et maculæ exiguæ, lentiginis instar, modo rubræ, modo flavæ per cutem universam exortæ sint, lues venerea contracta est; idque certius constat, si vel in pene, vel in inguinibus ἐπιφαινόμενον aliquod præcessit. Eadem sententia ferenda est, si rubræ, aut flavæ, aut lividæ pustulæ circa frontem et tempora poneque aures, dein in capite et podice ac reliquo corpore extuberant rotundo schemate; quæ cum initio siccæ essent et sine pure, dein sicca crusta obducuntur aut etiam exulcerantur excavanturque, et in ulcus sordidum, rotundum fere degenerant. Sed omnium harum pustularum et ulcerum ab aliis simplicibus distinctio vix plane et ad unguem literis explicari potest; oculorum intuitu et frequenti aspectione cognoscenda. Si dolores et cruciatus ingentes noctu ingravescentes non in articulis, sed in mediis artubus affligunt, in quibus etiam tophi

Il faut maintenant énumérer séparément et réunir en forme de conclusion les signes certains de ce
Mal, que nous avons présentés çà et là comme symptômes de sa cause efficiente. Si l'on observe la chute
des cheveux ou de la barbe, en dehors d'une maladie longue ou aiguë, si de petites taches, en forme
de lentille, tantôt rouges, tantôt fauves, apparaissent
partout sur la peau, c'est que le Mal vénérien a été
contracté : on en est encore plus certain si quelque
symptôme a paru antérieurement, soit à la verge,
soit aux aines [n]. On doit porter le même diagnostic si l'on voit apparaître, au front, aux tempes,
derrière les oreilles et plus tard, à la tête, à l'anus,
sur tout le reste du corps enfin, des pustules rouges,
fauves ou livides, de forme ronde, qui, au début,
sèches et sans pus, se recouvrent ensuite d'une croûte
sèche, ou même s'ulcèrent, se creusent et dégénè-
rent en une plaie ronde, d'aspect repoussant. Mais,
il est bien difficile d'expliquer parfaitement dans un
livre la différence qui existe entre ces pustules et
ces ulcères, et ceux dont la nature est simple ; le
coup d'œil et l'expérience les font seuls reconnaître.
S'il y a de vives et intolérables douleurs, avec exacerbation nocturne, non pas dans les articulations,
mais *dans le milieu des membres* et qu'il s'y soit

præduri inter ossa et periostea ex crassa len-
taque materia succreverint, aut etiam carie
consumptum os est exesumque; lues jamdiu
contracta est. Horum multis aut aliqui-
bus tandem comparentibus, lues contracta
intelligitur et curatio maturanda. Multos
video symptomatum multitudinem inter
luis signa reponere, quæ quoniam illius
propria non sunt, cognitionem intertur-
bant, et tironum ingeniis nondum exerci-
tatis et usu confirmatis caliginem offun-
dunt. Quorsum autem attinet lassitudinem,
prostratam appetentiam, somnolentiam, faciei pallorem, linguæ scabritiem, aliaque
innumera sine lue quotidie affligentia,
inter luis signa recensere ?

Quomodo ab aliis affectibus dignos-catur? Jam vero cum clanculum sæpe serpat
lues, hæreatque in corpore diutius, nullis
signis prædictis conspicua, illius ab aliis
affectibus internotio atque diremptus accurate tradendus. Itaque cum ex dubiis signis
de lue ambigitur, ejus origo est altius investiganda, et partes omnes adeundæ à
quibus initium habere potest. Et quoniam
non nisi attactu contrahi potest, necesse

produit entre les os et le périoste des tumeurs
très-dures résultant d'une matière épaisse et visqueuse, ou que la carie ait rongé et détruit l'os, c'est
que le Mal existe déjà depuis longtemps. Quand
tous ces signes ou quelques-uns seulement apparaissent, on doit reconnaître le Mal vénérien, et sans
délai commencer le traitement. Je vois beaucoup de
médecins mêler aux signes de ce Mal une foule de
symptômes qui lui sont étrangers, qui nuisent au
diagnostic et jettent ainsi la confusion dans l'esprit
des étudiants peu exercés et sans expérience. A quoi
bon mettre au nombre des signes du Mal vénérien,
la lassitude, la perte d'appétit, la somnolence, la pâ-
leur de la face, la rugosité de la langue et une foule
d'autres signes qu'on observe tous les jours en dehors de cette maladie ?

Mais comme sa marche est souvent insidieuse, *Comment on le distingue des autres affections.*
que souvent il existe longtemps dans l'économie,
sans qu'aucun des signes énumérés plus haut se
laisse voir, il est nécessaire d'exposer avec soin en
quoi ce Mal diffère et se distingue des autres. Ainsi
lorsque des signes douteux nous font hésiter sur la
nature du Mal, il faut chercher plus loin son origine et examiner, avec grand soin, tous les points
sur lesquels il a pu débuter ; et comme il ne peut se

est ut labes aliqua in ea parte primum comparuerit, per quam insertum est virus.

Ex. grat. ab aliis doloribus? Quendam exempli causa statuamus, multos jam menses de scapularum et occipitis dolore, noctu quam interdiu gravius affligente, conqueri, qui justis purgationibus et topicis remediis non cesserit. Cum dolor externus sine manifesto tumore aut abscessu tamdiu afflixerit, frigidum ex capite humorem eo confluere sensim, aut certè partis vitio et imbecillitate gigni cumularique necesse est. Qui tantùm à visceribus in partes externas pellitur noxius humor, sive tubercula aut pustulas excitet, sive scabiem, sive per universum corporis habitum diffundatur, dolores non efficit tam atroces, non noctu excandescentes, sed qui duntaxat circà partes membranosas cumulatur. Luis enim initio ex interioribus noxia materia ad cutem pellitur, quæ postea in tubercula et pustulas erumpit; nullus tamen ante affligit dolor, quam circum membranas venenata qualitate jam perfusas vitiosus humor venenata et maligna conges-

prendre que par contact, le Mal doit nécessairement s'être manifesté là où le poison a été primitivement introduit.

Prenons pour exemple un homme affligé depuis plusieurs mois de douleurs des épaules et de l'occiput, douleurs qui sont plus fortes la nuit que le jour, et que n'ont pu faire cesser ni les purgations appropriées, ni la médication topique. Quand, sans tumeur manifeste et sans abcès, un point du corps est le siége d'une douleur superficielle aussi tenace, il faut nécessairement qu'une humeur froide s'y porte peu à peu de la tête, ou qu'elle s'y engendre et s'y accumule par la défectuosité et la faiblesse de la partie malade. Qu'elle produise des tubercules, des pustules ou la gale °, ou qu'elle envahisse toute l'économie, ce n'est pas l'humeur nuisible venue des viscères seulement aux parties externes, qui détermine des douleurs si atroces et s'aggravant la nuit, c'est uniquement l'humeur qui s'accumule autour des parties membraneuses. En effet, au début du Mal, la matière nuisible est poussée de l'intérieur vers la peau, où ensuite elle fait éruption sous forme de tubercules et de pustules ; cependant aucune douleur ne se fait sentir avant que l'humeur viciée se soit accumulée par le fait d'une congestion virulente et

Par exemple des autres douleurs.

tione coacervatus sit. Et in hydrope ana-
sarca, licet totius corporis habitus cruciatibus distendatur, nullus tamen, aut obtusus
admodum dolor est ; ut nec in tumoribus
pedum œdematosis, circà finem diutur-
narum febrium contingentibus. Utrum vero
frigidum hunc humorem simplex partis
intemperies cumulet, an qualitas potiùs
maligna ei perfusa, investigandum diligen-
tiùs. Perscrutandum ergo, num ante hos
dolores quidquam in partibus obscœnis
comparuerit. Emergunt autem in his pustulæ, ulcera maligna, virulenta gonorrhœa
et inguinum bubones. Hæc tametsi nondum
lues venerea dicuntur, sunt tamen rudimentum, et veluti character ejus impendentis. Quorum si quippiam præcesserit,
quod postea quibusdam remediis fuerit
sublatum, quoniam tamen scapularum dolores diutius perseverant, venenatæ cujusdam qualitatis inde relictæ suspicio esse
debet, quæ solidas partes jam obsidens ac
illarum concoctionem pervertens, excrementa multa congerit, eaque crassa et maligna, quæ doloris causa sunt efficiens, et hic

maligne autour des membranes déjà pénétrées du
virus. Ainsi, dans l'anasarque, une distension fort
pénible envahit tout le corps, et cependant la douleur est nulle, ou du moins très-obtuse; il en est
de même dans l'œdème des pieds survenant à la fin
des fièvres de longue durée. Il faut donc rechercher
avec soin si l'amas de cette humeur froide ne tient
pas à une qualité maligne répandue dans la partie
malade plutôt qu'à une intempérie simple de cette
partie. Interrogez donc minutieusement le malade
pour savoir si, avant ces douleurs, il n'est rien apparu
aux parties honteuses comme pustules, ulcères malins, gonorrhée virulente, bubons des aines. Car si ces
accidents ne sont pas appelés Mal vénérien, c'est par
eux qu'il débute, et on peut les considérer comme
pathognomoniques de son invasion. Si donc on trouve
dans les antécédents un de ces symptômes que certains remèdes aient ensuite fait disparaître, comme
cependant les douleurs d'épaule persistent toujours,
on doit soupçonner qu'il y est resté encore quelque
propriété virulente, qui attaque déjà les parties solides, trouble leur nutrition, et y rassemble quantité
de sécrétions épaisses et malignes, cause efficiente de
la douleur. Tous les remèdes applicables aux catarrhes conviennent ici. Vous porterez le même dia-

communia omnia destillationum remedia
conveniunt. Si vel in faucibus vel in ore,
ulcus vel excoriatio, aut quavis alia corporis
parte contagione aliquid inhæsit, eadem est
ferenda sententia. Licet enim resiccatum fortasse fuerit ulcus, non est tamen mali radix
evulsa, sed sensim interiora vastans, tempore sui testimonia profert. Suspicionis
porro occasionem confirmabit, si circa os
tibiæ aut brachii aut frontis aut alterius
partis alicujus, humor in callum aut
tophum concrescens, nocturno dolore fati-
gans, exstiterit; hic enim non aliunde nasci
solet, et huic morbo familiaris est. Quod si
præterea inunctiones ex hydrargyro æger
expertus est, multo erit certior causæ interioris conjectura. At vero si istorum nihil
præcessit, sed solitarius dolor est, causæ
internotio difficillima existit, quam tamen
hac ratione assequi licet, si dolor, cujus
causa investigatur, vel in articulis, vel
mediis artubus et musculis sedem habet.
Qui in articulis, vel circa hos existit, fixus-
que est : non venereus, sed vel arthriticus,
si consuetus est, ex intervallis repente in-

gnostic si, à la suite d'un contact impur, un ulcère ou une excoriation sont apparus, soit à la gorge, soit dans la bouche, soit sur n'importe quelle autre partie du corps. En effet, bien que l'ulcère puisse être cicatrisé, la racine du mal n'a pourtant pas été arrachée, mais gagnant peu à peu les parties profondes, avec le temps elle donnera des signes de sa présence. Ces soupçons seront confirmés par l'apparition, aux jambes, aux bras, au front ou à quelque autre partie, de callosités, ou de bosses produites par l'humeur concrétée et déterminant des douleurs nocturnes, car ces accidents sont propres au Mal vénérien et ne proviennent pas d'une autre cause. Si, de plus, le malade a été soumis aux frictions mercurielles, les conjectures sur la cause interne seront pleinement confirmées. Mais si rien de tout cela n'a précédé, et qu'on soit en présence de la douleur seule, il est fort difficile d'en distinguer la cause. On y parvient toutefois en considérant si cette douleur siége dans les articulations ou dans le milieu des membres et des muscles. Celle qui est fixée aux articulations ou à leur pourtour, n'est pas d'origine vénérienne, mais d'origine soit goutteuse si elle est habituelle, survenant brusquement par intervalle, et disparaissant peu à peu, soit simplement catarrhale. En effet, la douleur cau-

vadit, paulatimque solvitur, vel à simplici est defluxione. Non enim venereus dolor articulos (id pace multorum dixerim) sed medios artus obsidet. In quibus etiam diximus plerumque tophos succrescere, maximè vero in fronte et capite, in clavibus, in medio humeri radio et cubiti osse, in parte priore tibiæ; nonnunquam et in aliis quoque ossibus. Jam vero ex iis qui in mediis artubus fiunt, qui brevi parvoque tempore exoriuntur, à defluxione simplici sunt, quæ repente è capite eo labi solet; cujus etiam fons antea fortasse fuerat deprehensus. Qui vero sensim multoque tempore procedunt ab eo excremento, quod pars male affecta paulatim congessit, luis materiam redolent, atque idcirco cunctandum est dum alia se produnt symptomata. Neque enim incogniti et nondum plane perspecti affectus tentanda unquam est curatio. Solent enim complures admissum scelus constanter denegare, dum dolorum vehementia et ingenti symptomatum turba convincantur. Sed de his satis.

Jam agnitæ luis tradenda curatio.

sée par le Mal vénérien, ne siége pas aux articulations, n'en déplaise à beaucoup d'auteurs, mais au
milieu des membres. Nous avons même dit qu'on
y voit souvent se produire des nodosités, surtout au
front, à la tête, aux clavicules, au milieu du corps
de l'humérus, au cubitus, à la partie antérieure du
tibia, et quelquefois aussi aux autres os. Parmi celles
qui siégent au milieu des membres, celles qui se dé-
veloppent en peu de temps, sont causées par un
simple catarrhe, qui pour l'ordinaire descend tout-à-
coup de la tête, et dont la source aura peut-être été
reconnue auparavant. Mais quant à celles que produit lentement cette sécrétion accumulée peu à peu
dans la partie malade, elles font penser au Mal vénérien. Il faut alors attendre que les autres symptômes se manifestent, car on ne doit jamais entreprendre la cure d'une maladie que l'on ne connaît
pas ou sur laquelle on n'est pas bien fixé. En effet,
beaucoup de malades s'obstinent à nier qu'ils puissent être infectés jusqu'à ce que la violence des
douleurs et toute la série des symptômes viennent
les convaincre. Mais assez sur ce sujet.

Le Mal étant reconnu, parlons maintenant des
moyens de le guérir.

CAPUT VI

CURATIO PER HYDRARGYRUM

Quæ illi initio adhibita cura fuerit?

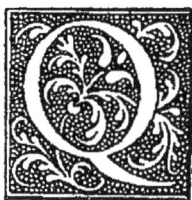

Qui omnium primi tetri hujus et immanis morbi curationem sunt agressi, neglecta ejus essentia, horum duorum symptomatum, tuberum nempe et ulcerum, tantum curam habuerunt. Ac primum cum illa corpus depascebantur, causticis comburere conati sunt.

Per caustica.

Dein quia uno exstincto nova renascebantur, permulta excogitaverunt unguento eodem restringere omnia, in aliarum pustularum et scabiei modum.

Per argentum vivum.

Aliter atque aliter hoc tentabant, verum nullo quisquam effectu argentum vivum qui non addidisset. Hujus enim usum avi

CHAPITRE VI

TRAITEMENT PAR L'HYDRARGYRE

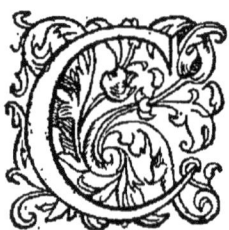

EUX qui les premiers entreprirent la guérison de ce Mal repoussant et cruel, négligeant son essence, n'eurent souci que de ces deux symptômes principaux : les excroissances et les ulcères, et les voyant ronger le corps, ils voulurent les détruire au moyen de caustiques. Ensuite, comme dès que l'un était guéri, d'autres se reproduisaient, ils imaginèrent de les réduire tous ensemble par le même onguent, ainsi qu'on le fait pour les autres pustules et la gale.

Quel traiteme[n]t fut employé c[au] début ?

Les caustiques

Ils essayaient ainsi tantôt de l'un, tantôt de l'autre, mais aucun d'eux n'avait d'effet s'il n'était additionné de vif-argent. Nos ancêtres en avaient pris

Le vif-argent

nostri ex Arabum schola deduxerunt, quos
constat hydrargyrum ad ulcera maligna et
cacoëthea coërcenda, atque ad scabiem omnem siccam feliciter usurpasse. Itaque eo
cum aliis quibusdam oleis et pulveribus in
unguenti formam concinnato, inungebant
brachiorum et crurum juncturas, alii et
spinam et cervicem, nonnulli etiam tempora, item et ventrem; atque iterum alii
universum corpus. Quibusdam semel die,
quibusdam bis, nonnullis tertio iterum die,
nonnullis quarto. Claudebatur æger in æstuario, quod calebat assiduè atque inten-
tissimè, alii viginti, alii triginta totos dies,
nonnulli plures. Perunctum lecto, qui intra æstuarium sternebatur, apponebant, ac
multa superjecta veste sudare cogebant.

Empiricam hanc curandi rationem hactenus secuti sunt medici et chirurgi fere
omnes, non sine magno Reip. detrimento.
Quam crudelis hæc sit ! Tanta siquidem hujus unguenti crudelitas
est atque ferocia, ut secundo statim aut
tertio die languescere incipiat æger. Quippe,
quod in summo corpore est et in toto corporis ambitu, summa sua tenuitate colli-

l'usage à l'école des Arabes qui, comme on sait, employèrent avec succès l'hydrargyre contre les ulcères malins et graves, ainsi que contre toute gale sèche. Le mêlant donc à certaines huiles et poudres pour en faire un onguent, ils en frottaient les jointures des bras et des cuisses, d'autres l'épine dorsale et le col, d'autres les tempes, d'autres le ventre, d'autres enfin tout le corps. On frictionnait tantôt une, tantôt deux, tantôt trois et même quatre fois par jour. Le malade, enfermé dans une étuve que l'on maintenait à une température constante et très-élevée, y restait vingt jours, trente jours et quelquefois plus. Là, après l'avoir frictionné, on le couchait sur un lit préparé dans l'étuve, et à force de vêtements dont on le couvrait, on le forçait à suer.

Presque tous les médecins et chirurgiens ont suivi jusqu'à présent ce mode empirique de traitement, et cela au grand détriment de la chose publique. Telle est en effet la cruauté de cet onguent, telle est sa force, que dès le second ou le troisième jour le malade commence à s'affaiblir P. L'onguent fond et dissout par sa grande subtilité ce qui est dans les régions superficielles, dans toute la surface du

Combien cette méthode est cruelle !

5.

quat ac dissolvit, ac tandem extrema refrigerandi, qua pollet, facultate ad interna
repellit; inde in ventriculum et thoracem,
è quibus deinde sursum partium continuatione ad gulam et os compellit, tanta tamque violenta injuria, ut dentes, quibus, ut
et cerebro, peculiariter inimicum est, statim omnibus vacillent, ac nonnullis lividi
decidant omnes. Quædam è corpore per
sudores dissipat, quædam purgatoria vi in
alvum deturbat magnis torminibus; atque
ut paucis complectar, omnibus certe qui
ita curantur exulcerantur fauces, lingua
et palatum intumescunt, gingivæ, dentes
vacillant, sputum per ora sine intermis-
sione profluit, omni prorsus fœtore olen-
tius, tanto contagio ut labia ejus contactu
ulcus contrahant et intus buccæ ulcerentur.
Frigefacto stomacho et turbato fœtore appetentia cibi destituuntur ægri, cumque
siti intolerabili crucientur, vix tamen bi-
bere possunt, os alioqui tótum uno occu-
pante ulcere. Quinetiam lingua balbutiem,
aures surditatem contrahunt nonnullis im-
medicabilem. Fœtet omnis circum habitatio.

corps. Par le refroidissement qu'il détermine en vertu de sa propriété spéciale il repousse tout le mal à l'intérieur, de là dans l'estomac et la poitrine, d'où, par la continuité de ces parties, il lui fait gagner la gorge et la bouche, avec une si grande violence, que les dents, qu'il menace surtout ainsi que le cerveau, s'ébranlent chez tous les malades, et chez quelques-uns noircissent et tombent. Tout ce qu'il n'expulse pas du corps par les sueurs, il le précipite dans le ventre par sa vertu purgative, non sans de grandes coliques. En un mot, voici ce qui arrive à coup sûr aux malades qui suivent ce traitement : La gorge s'ulcère, la langue, le palais et les gencives se gonflent, les dents s'ébranlent, la salive coule de la bouche sans interruption, fétide au delà de toute idée et tellement envenimée qu'à son contact les lèvres se corrodent et l'intérieur de la bouche s'ulcère. L'estomac ainsi refroidi, et troublé par cette puanteur, les malades perdent toute appétence, et bien que dévorés d'une soif ardente, ils peuvent à peine boire, car leur bouche n'est plus qu'une plaie ; enfin la langue balbutie, la surdité survient, incurable chez quelques malades. La chambre qu'ils habitent exhale une odeur infecte.

Quam infida! Atque adeo durum est hoc medicationis genus, ut perire morbo complures malint, quam tanto periculo, tam acerbo discrimine levari, quanquam vix centesimus quisque levatur, recidivo ut plurimum ægro. Recidiva raro similis est radici, neque iisdem symptomatis exercet, sed fere destillatione, arthritide, tophis vel ossium carie. Neque pari contagione eos cum quibus societas est afficit; quod humoris furor et impetus illis auxiliis repressus sit, etiam nondum mali radice revulsa, tempore siquidem ea revirescit, recurritque interdum post annum vigesimum, aut etiam trigesimum; tantoque intervallo mali fomes quasi sepultus delitescit. Et nihilominus, qui tum expertes mali prorsusque expeditos se putant, alios cum quibus concubuerint contaminant, prolemque gignunt ea lue conspersam; indicium sane, tum temporis mali fermentum in venis in ipsisque partibus reservari, et, ut dicere solent, in ipsis quasi medullis delitescere.

Ce genre de médication est si pénible, que beaucoup de malades aiment mieux mourir du Mal que de chercher la guérison dans un traitement si dangereux et si cruel; encore en guérit-on à peine un sur cent. Dans la plupart des cas il y a récidive. La récidive est rarement semblable à la première atteinte, elle ne présente pas les mêmes symptômes, mais un catarrhe, des douleurs articulaires et du gonflement ou la carie des os. Le danger de la contagion n'est pas non plus le même pour ceux avec qui l'on a commerce; car la fureur et la violence de l'humeur sont diminuées par les remèdes, bien que la racine du Mal ne soit pas arrachée; avec le temps en effet il se réveille, et réapparaît après un laps de vingt ou même de trente années [q]. Pendant ce long intervalle, le levain du Mal demeure caché et comme enseveli. Néanmoins ceux qui se croient alors en santé et complétement guéris infectent les personnes avec lesquelles ils cohabitent, et procréent des enfants couverts des signes de la maladie [r], ce qui montre bien que pendant ce temps, le ferment du Mal a été tenu en réserve dans les veines et dans les organes eux-mêmes, ou, comme on a coutume de dire, qu'il s'est caché jusque dans les moelles.

Combien elle est infidèle !

*Quæ et ab im-
peritis ut pluri-
mum administra-
tur,*

Est igitur omnium curationum acerbis-
sima quæ hujusmodi perunctione fit; et in
ea miserrimum hoc quoque est, quod plerique omnes qui sic medentur, medicinam
non callent, sed ut audacissimus quisque
aut in aliis vidit, aut ipse tulit, ita medicum agit, uno quopiam ad omnes unguento
utens, et, ut ille ait, uno collyrio omnes
persanans, nullius neque temporis, neque
corporum qualitatis habita ratione. Si quid
accidat interim ægro, consilii inopia, quid
suadeat non habens, morbi pervicaciam
et malignitatem arguit, quæ non nisi iterata unctione tolli possit. Hinc alius bis,
alius ter aut quater, nonnulli decies, alii
etiam undecies aut duodecies eam curationem experiuntur, tanta cum doloris acer-
bitate et malorum acervo, ut credi possit,
nimium vivendi cupidos, qui non mori
maluerint, quam sic vitam proferre.

*Summo cum sa-
nitatis et vitæ pe-
riculo.*

Multis namque ad vertiginem, quibusdam ad insaniam usque infestatur cerebrum
post curationem. Tremunt multis non manus tantum, sed pedes etiam et universum
corpus, aliis quidem ad annos aliquot,

C'est donc le plus cruel des traitements que celui qui consiste en ces frictions, et ce qu'il a de plus fâcheux, c'est que la plupart de ceux qui l'emploient n'entendent rien à la médecine s. Un outrecuidant personnage faisant ce qu'il a vu faire à d'autres, ou ce qu'il a subi lui-même, se pose en médecin, se sert pour tous les malades du même onguent, et comme on dit, guérissant tout avec le même remède, ne tient compte ni du temps écoulé, ni de la qualité des corps. Si quelque accident survient chez le malade faute de sages conseils, n'ayant aucune bonne raison à lui alléguer, il s'en prend à l'opiniâtreté et à la malignité de l'affection qui ne peut être enlevée que par une nouvelle friction. C'est ainsi qu'on voit les malades soumis deux, trois et quatre fois à cette cure, quelques-uns la subir dix fois, d'autres même jusqu'à onze et douze fois, au prix de telles douleurs et de tant de maux, qu'on peut dire qu'ils tiennent trop à la vie ceux qui n'aiment pas mieux mourir que de prolonger ainsi leur existence.

Ce sont en général des ignorants qui l'emploient,

En effet, après cette cure le cerveau est affecté à ce point que beaucoup de malades sont pris de vertiges et que quelques-uns même deviennent fous t. On observe chez un grand nombre le tremblement non seulement des mains, mais aussi des pieds et de

Au grand péril de la santé et de la vie.

aliis ad omnem vitam. Multos in media curatione interire vidimus, dum carnifices illos hypocausto plus æquo calido includunt; in quo illi salutis, quam sic adepturos se esse sperant, studio patientius consistunt , donec resolutis caloris vehementia spiritibus, ac defectis cordibus, mori se non sentiant. Alios vidimus, intumescente ad fauces gutture, cum exitum non haberet sanies et spiritus, suffocari; quosdam cum mejere non possent, alios exorta dysenteria ac febre mori. Omnino pauci ita convalescunt, iique validi ac robusto corpore, quibus malum inter initia consistit, solusque corporis spiritus vel humor, non autem partium substantia obsidetur, atque illi hoc periculo, hac amaritudine, his malis affliguntur. Nam cum initium præterlapsa lues ipsam jam partium substantiam obsidet, ut argentum vivum pustulis, ulceribus, tophis, doloribus, aliisque symptomatis tanto periculo opem ferat, mali tamen radicem haudquaquam evellit; et si quod juvamentum ejus adferat usus, id profecto vix ad paucos menses, ne dicam dies, durare consuevit.

tout le corps, pour les uns pendant des années, pour
d'autres pendant toute leur vie. On en voit mourir
pendant le traitement tandis que leurs bourreaux les
tiennent enfermés dans des étuves d'une chaleur excessive, où le désir d'une guérison qu'ils espèrent ainsi
obtenir les fait rester patiemment, jusqu'à ce que la
violence de la chaleur dissolvant les esprits, et le
cœur venant à défaillir, ils meurent sans s'en douter. J'en ai vu mourir d'autres, étouffés parce que le
gonflement de la gorge au niveau du gosier empêchait la sortie de l'air et de la sanie, quelques-uns
parce qu'ils ne pouvaient uriner, d'autres de fièvre
ou de dysenterie causées par le remède ᵘ. Très-peu
de gens guérissent ainsi, et il faut pour cela qu'ils
soient forts et robustes, que le Mal soit à son début
et que seulement l'esprit ou l'humeur du corps et
non la substance des organes soient attaqués ; encore
ont-ils à passer par tous ces périls, ces douleurs et ces
maux. Car dès que le Mal, au delà de son début,
affecte la substance même des organes, quoique le
vif-argent remédie non sans danger aux pustules,
ulcères, nodosités, douleurs, et aux autres symptômes, il n'extirpe nullement la racine du Mal ; bien
plus, le peu de soulagement qu'il apporte dure à peine
quelques mois, pour ne pas dire quelques jours.

Quamvis eam quidam pertinaciter defendant.

Pro hac tam acerba tamque periculosa curatione Chirurgi, naturæ arcana penitus (si diis placet) intuiti, veluti pro aris et focis decertant. Nec inventa meliore fruge, glandibus etiamnum vesci desinunt, veriti, credo, ne vel ipsis de suo aliquid decedat lucro, vel à junioribus aliquid didicisse videantur. His ego ad Solem cæcutientibus longum Vale præfatus, quæ de hydrargyro sentiam, paucis exponam.

Les chirurgiens croyant avoir pénétré (Dieu le *Quelques-uns la défendent obstiné-* veuille!) les secrets de la nature, combattent pour ce *ment.* traitement si pénible et si dangereux comme pour leurs autels et leur foyer; ils continuent à se nourrir de glands, bien qu'ils aient trouvé un aliment préférable, craignant, je pense, de voir diminuer leurs bénéfices, ou de paraître apprendre de plus jeunes qu'eux. Pour moi, disant pour jamais adieu à ces aveugles qui nient la lumière, je vais exposer en peu de mots ce que je pense de l'hydrargyre.

CAPUT VII

Hydrargyrum purgat.

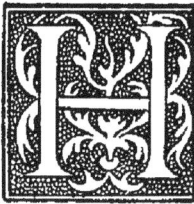

HYDRARGYRUS summa partium tenuitate præditus, tantam vim purgandi sortitus est, ut ne ustione quidem ea spoliari privarique possit, sed, quod aliorum purgantium nulli concessum video, in ejus cinere supersit ea multo etiam quam antea vehementior. Purgat autem peculiari et sibi insita proprietate crassum lentumque mucum, atque ipsam pituitam, deinde consecutione quadam bilem utramque.

Partes dissolvit. Crassum hunc lentumque mucum cum ex corporibus vel exquisite sanis eo perunctis detrahat, tendones, membranas, nervos

CHAPITRE VII

DES VERTUS DE L'HYDRARGYRE

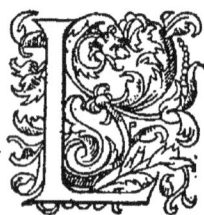

'HYDRARGYRE est doué d'une ténuité extrême dans toutes ses parties, et il possède une action purgative telle, que non-seulement il
ne peut en être privé et dépouillé
par la calcination, mais, privilége qui n'appartient à
aucun autre purgatif, cette action est encore plus
vive quand il est en cendre qu'auparavant. En vertu
d'une propriété particulière et qui réside en lui, il
purge les mucosités épaisses et glaireuses, la pituite
elle-même, puis consécutivement l'une et l'autre
bile.

Appliqué sur les corps les plus sains il en sépare
ce mucus épais et glaireux, dissout en même temps
les tendons, les muscles, les nerfs et les autres

aliasque partes solidas dissolvere videtur,
atque propriam ipsorum substantiam col-
liquare, et in eam materiam convertere
quam ex ore stillare manifeste cernimus :
carnosas vero et molles in sudores digerere,
totiusque corporis constitutionem adeo per-
vertere, ut diu postea non nisi crassum lentumque mucum vel ex puris alimentis proferat. Sed ne ossibus quidem, si quis sæpius
unguine ex eo illitus fuerit, vel ejus vapore
aut cinnabaris ejus sobolis suffitu, peperce-
rit. Siquidem dentes eo sæpius inunctis statim postea vacillant et livescentes marcescunt, alia vero crassiora cariem parte quadam
contrahunt, quam ferro excidens guttulas
argenti vivi tremulas non raro ipse comperi.

Purgat autem præcipue saliva- tione. Quanquam autem, ut et reliqua omnia
validiora, ita hydrargyrus nonnunquam
supra et infra vacuat, non intra corpus
modo assumptus, sed etiam foris inunctus ;
maxime tamen et propria vi supra purgare
nactus est, et humores omnes, præsertim
crassos et lentos, ex corporis ambitu et
universa mole, primum in ventriculum et
pulmones regerere, ex his deinde in fauces,

parties solides, liquéfie leur substance propre et les convertit en cette matière qu'on voit couler de la bouche; il résout en sueurs les parties charnues et les parties molles, et pervertit à tel point la constitution générale du corps, que longtemps après, les aliments les plus légitimes ne produisent qu'un mucus épais et glaireux. Si le malade a subi trop de frictions avec l'onguent, s'il a été exposé à la vapeur de l'hydrargyre ou du cinabre son dérivé, les os mêmes ne sont pas épargnés ; aussi, chez ceux qui ont eu des frictions répétées, les dents vacillent et deviennent noires, les os plus résistants sont atteints de carie partielle, et en l'enlevant avec l'instrument, j'y ai trouvé souvent des gouttes tremblotantes de vif-argent ᵛ.

Bien que l'hydrargyre, comme les autres purgatifs plus salutaires, purge par haut et par bas, non-seulement pris à l'intérieur, mais aussi par les onctions sur la peau, on le voit surtout et par sa qualité propre purger par en haut, et chasser toutes les humeurs, principalement celles qui sont épaisses et glaireuses, de la surface et de la masse entière du corps, d'abord dans l'estomac et les poumons ᵂ, de là dans la gorge et la bouche, non par vomissement,

Il purge surtout par la salivation.

tandemque in os compellere, non quidem vomitione, sed continua mucosi sputi profusione. Unde et salivatio vulgo dicta nova hæc et veteribus intentata purgationis forma. At hæc quidem foris inuncto hydrargyro, nunquam intro sumpto, tentatur purgatio; quæ quoniam inchoata semel in multos dies velis nolis producitur, imbecillis viribus quisquis illam promoverit, in certum vitæ discrimen laborantem adducet.

Judicium de eo Dioscoridis, Recte Dioscorides argentum vivum, seu factitium ex minio, quod cinnabaris dicitur, sive minerale in argenti fodinarum tectis stillatim concretum aut per se in metallis repertum, potum, vim pernicialem habere censuit; ejus usu gravissima fieri tormina, interna exedi et exulcerari, urinam supprimi, corpus intumescere, plumbeamque deformitatem concipere testatus.

Galeni, Ac Galenus suspectum ejus usum ita merito abhorruit, ut, interimat necne sumptus vel admotus, periculum nunquam facere voluerit : nec denique ex veteribus Græcis in medicinæ usum tam periculosum pharmacum inducere quisquam est ausus.

mais par un écoulement continu de salive épaisse.
Aussi appelle-t-on vulgairement salivation cette
forme de purgation nouvelle et inconnue des anciens. Pour l'obtenir on emploie l'hydrargyre en
frictions et jamais à l'intérieur [x]. Une fois qu'elle a
commencé à se produire, elle se prolonge bien des
jours qu'on le veuille ou non ; et celui qui la provoque chez un individu faible, met en péril la vie du
malade.

Dioscoride a dit avec raison que le vif-argent, soit
fabriqué avec du vermillon [y], autrement dit cinabre,
soit métallique et distillant des voûtes des mines
d'argent ou tiré de ses mines propres, est un vrai
poison pour ceux qui l'avalent ; que son usage détermine de violentes coliques, qu'il ronge et ulcère les
parties internes, supprime les urines, fait enfler le
corps, et donne à la peau une teinte plombée.

Jugement qu'en ont porté Diosco-ride,

Galien redoutait avec raison son usage suspect,
et ne voulut jamais expérimenter si, employé à l'intérieur ou à l'extérieur, il tuait ou non le malade.
Enfin, aucun des anciens Grecs n'osa introduire
dans la médecine l'usage d'une drogue aussi dangereuse.

Galien,

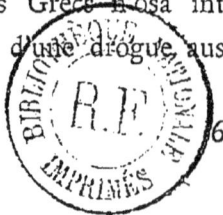

BIBLIOTHÈQUE R.F. IMPRIMÉS

6

Quod igitur ex Arabum medicorum sententia à multis argentum vivum vel extinctum cum aliis sumi intro posse dictitant, suaque, ut interpretantur, instabilitate et gravitate, mox ut ingestum est, ad alvum devolvi, reddique sincerum, nullo ventriculi aut interaneorum vulnere, minime recipiendum censeo. Multo minus vero

Brassavolæ, consentit, quod Antonius Musa, multis litterarum monumentis clarus scriptum reliquit, infantium lumbricos argento vivo propinato tuto sese enecasse professus. Nec, si puerorum pediculos unguento ex hydrargyro in capite, parte nervosa et frigida, mulierculæ nullo discrimine interimunt, idcirco sane statim licuerit argentum vivum, cujus solo vapore non homines solum perculsi sæpe stupidi ac prorsus veternosi redduntur, sed aves quoque omnes repente mortuæ concidunt, intra corpus assumere.

Fernelii : id exterius et non interius sumi posse probatur, Quid igitur de his sentiam, expertusque sim, paucis complectar.

Equidem tam mihi peccare videntur, qui hydrargyrum quovis modo præparatum

Je n'admets donc nullement ce que répètent tant *Les Arabes,* de gens d'après l'opinion des médecins arabes : que l'argent vif ou éteint peut être pris à l'intérieur avec d'autres médicaments, et que grâce, suivant eux, à sa mobilité et à sa pesanteur, à peine ingéré il tombe dans le ventre et est rendu intégralement, sans atta-quer aucunement l'estomac ou les intestins.

Encore moins vraisemblable est ce que rapporte *Brassavole,* Antonius Musa [2], célèbre par ses écrits, d'enfants qu'il aurait débarrassés sans danger de leurs vers, en leur faisant prendre du vif-argent. Et si les bonnes femmes n'hésitent pas à tuer les poux de leurs enfants, en leur frottant la tête, partie ner-veuse et froide, avec de l'ongüent hydrargyrique, ce n'est pas une raison pour donner à l'intérieur le vif-argent, dont la seule vapeur jette souvent les hommes dans la stupeur, l'engourdissement, et même fait tomber morts les oiseaux. Je vais donc exposer en peu de mots les résultats de mon expérience à ce sujet.

Suivant moi, en soutenant que l'hydrargyre sous *Fernel : il prou-* n'importe quelle forme est inoffensif à l'intérieur, *ve qu'on peut l'em-* *ployer à l'exté-* on n'est pas moins dans l'erreur qu'en le considérant *rieur et non à* *l'intérieur,* comme un poison si violent et si dangereux pour

tuto ore porrigi posse contendunt, quam qui venenatum adeo et humano generi ita periculosum existimant, ut à remediorum etiam externorum censu prorsus sit expungendum. Nam tametsi fortasse intro sumptum, ventriculum et interanea pondere non exulcerat, sicut neque plumbei sclopetorum globuli, siquidem hi diu interdum in corpore hærent sine incommodo, dum sibi viam et exitum pondere suo pararunt, alia tamen ingenti frigore, quo os præsertim ventriculi lædit, alia, eaque multo graviora, venenata sua qualitate ac malignitate symptomata concitat, iis non dissimilia quæ, sumpto pulvere plumbi, amicus quidam meus his diebus expertus est.

Exemplo alicujus qui plumbum sumserat. Erat is distillationi è capite interdum in cervicem et scapulas, interdum in pedum articulos obnoxius ; qua tamen superveniente justis vacuationibus haud ægre liberari solebat. Huic à me jam doloribus liberato, Empiricus quidam plumbi pulverem adversus arthritim ita commendavit, ut in eo solo ejus recurrentis præcautionem posi-

le genre humain qu'il doive être rayé de la liste des
remèdes, et même des remèdes externes. Car, bien
que pris à l'intérieur, il n'ulcère pas plus par son
poids l'estomac et les intestins, que ne le font les
balles de plomb des mousquets, qui séjournent longtemps et sans incommodité dans le corps jusqu'à ce
qu'elles se frayent par leur pesanteur un chemin au
dehors, cependant, tantôt par son extrême froideur
qui lèse surtout l'orifice supérieur de l'estomac, et
ce qui est bien plus grave, tantôt par sa qualité vénéneuse et sa malignité, il détermine des symptômes
analogues à ceux qu'éprouva ces jours derniers un
de mes amis après avoir pris de la poudre de plomb !

Il était sujet à un catarrhe qui, de la tête lui prenait tantôt le cou et les épaules, tantôt les articulations des pieds; cependant, le cas échéant, il avait
l'habitude de s'en débarrasser facilement par des
purgatifs appropriés. Je l'avais déjà guéri de ses
douleurs, mais un empirique lui vanta si fort la
poudre de plomb contre la goutte, qu'il lui per-
suada que c'était le seul moyen de prévenir son re-

*Par l'exemple
de quelqu'un qui
avait pris du
plomb.*

6.

tam esse statim persuaderet. Cujus idcirco
usum amplexus, pulveris ejus sesquilibram
ex jusculis, ex vino et piris coctis aliisque
cibis, sacchari loco dierum quindecim spacio absumpsit. Sed dii boni! quot quan-
taque incommoda statim persensit! Dysenteria crudelis febri stipata die duodecimo
exorta est cum gravissimis non ventris solum, sed et ventriculi torsionibus, ad eam
spinæ dorsi partem, in quam os ipsius
incumbit, pertinentibus. Ventriculi tanta
dissolutio, tanta oris oblæsio subsecuta
est, ut ne contactum vel blandissimum
ferre posset, et quæcunque ingerebantur,
vel in plumbeum nidorem, vel in muco-
rem tenuissimum versa mox revomebantur.
Inde ructuum tanta edebatur copia, ut in
flatus omnia abire viderentur. Sedata dysenteria, graves illi ventris, lumborum, et ventriculi cruciatus dies viginti perseverarunt
cum incendii interni molestissimo sensu,
totidemque noctes peregit insomnes. Atque
hoc temporis intervallo licet sitis ipsum
non valde exercuerit, appetentia tamen
semper prostrata jacuit; nec alvus quid-

tour. Il se mit donc à en prendre et absorba dans l'espace de quinze jours une livre et demie de cette poudre qu'il mêlait en guise de sucre à du bouillon, à du vin, à des poires cuites et à d'autres aliments. Mais, hélas! que de douleurs n'éprouva-t-il pas aussitôt! Une dysenterie effroyable accompagnée de fièvre, survint le douzième jour, avec des tranchées intolérables, non-seulement du ventre, mais de l'estomac, et partant du point de l'épine dorsale correspondant à son orifice supérieur. Puis vint une si grande faiblesse de l'estomac et une si grande sensibilité de son orifice qu'il n'y pouvait supporter le moindre contact. Tout ce qu'il avalait, était bientôt vomi et avait pris l'odeur du plomb, ou l'apparence d'une mousse très-fine. De plus il avait une si grande quantité de renvois, que tout ce qu'il prenait semblait se chánger en vents. La dysenterie calmée, les grandes douleurs du ventre, des lombes et de l'estomac lui durèrent encore vingt jours, avec un sentiment fort pénible de brûlure interne, et sans que de vingt nuits il pût fermer l'œil. Pendant tout ce temps, quoique la soif ne le tourmentât pas beaucoup, il n'eut point d'appétit, et le ventre ne rendit rien qu'à force de lavements et de purgatifs; toutes ses évacuations du haut ou du bas, naturelles

quam nisi vel clystere, vel cathartico medicamento proritata reddidit, et quæcunque
tum infra, tum supra, aut sponte, aut artis
beneficio prodiere, plumbeo colore infecta
erant omnia ; suam illam qualitatem internis partibus pertinaciter adeo impres-
serat. Interim exorto ictero corpus totum
fœdatum apparuit, ac sanguis, sedata dysenteria ad febris curationem reserata vena
detractus, totus flavus, biliosus ac spumo-
sus deprehensus est. Hæc tam gravia tamque periculosa symptomata si plumbum
non tam pondere aut insita frigiditate,
quam occulta quadam eaque inexplicabili
malignitate, oblæsis visceribus inferre ani-
madvertimus, quid de hydrargyro intro
sumpto censendum putemus ?

Qui cinnabarin. Pictor quidam Andegavensis annos natus xxx, firma ac laudabili corporis constitutione, non ita pridem hic agens, anno
M. D. LVII. manuum digitos graviores solito,
torpidiores ægriùsque mobiles percipiens,
paucis post diebus contrahi illos, convel-
lique sensit; atque sensim in dies magis ac
magis aucta affectio est, dum incurvi illi,

ou provoquées, avaient la couleur du plomb, tant le
métal avait imprimé cette qualité aux parties internes. Entre temps, il survint un ictère, qui rendit
son corps fort laid d'aspect, et, la dysenterie passée,
le sang qu'on lui tira de la veine pour guérir sa
fièvre fut trouvé jaune, bilieux et écumeux. Donc,
si le plomb, non pas tant par sa pesanteur ou sa
froideur naturelle que par une malignité cachée et
inexplicable, détermine dans les viscères qu'il affecte
des symptômes aussi graves et aussi douloureux, que
doit-on penser de l'hydrargyre pris à l'intérieur ?

Un peintre d'Angers, âgé de trente ans, d'une *D'un autre qui*
avait pris du ci-
bonne et solide constitution, s'aperçut pour la pre- *nabre.*
mière fois, en 1557 [a'], que ses doigts étaient plus
lourds que d'habitude, qu'ils étaient engourdis et
difficiles à mouvoir; au bout de quelques jours, il
les sentit se contracter et s'agiter convulsivement;
enfin l'affection s'aggrava progressivement, jusqu'à
ce que les doigts restassent fléchis et presque impos-

pæne inflexibiles manerent. Quin et car-
pum et brachia pervasit affectio, dum
nervis tendonibusque infrigeratis, humo-
reque crasso imbutis, admodum torpida,
convulsa graviaque redderentur. Haud
multo post idem pedes vitium sensere, sublata incedendi potentia; in his tamen, ut
neque in brachiis, neque in manibus, non
admodum vehemens dolor affligebat. Mi-
sellus hic tot malis non satis, credo, divexa-
tus, aliud symptoma longe gravissimum
ac crudelissimum incurrit. Dolor enim
acerbissimus atque atrocissimus ventriculum atque hypochondrium utrumque occu-
pare cœpit, sed qui ad totum ventrem per-
tineret, cui, cum nec noctu, nec interdiu
intermittebat, clysteribus, fotibus, balneis,
ac aliis quibusdam remediorum generibus,
sed frustra, levatio quæsita est. Unicum
tantum in accessione inventum est solatium, tres quatuorve robustos homines ven-
tri superpositos sustinere. Compresso siquidem ventre, paulo mitior cruciatus erat.
Ubi sex, octove dies, nonnunquam et duo-
decim miser ille adeo fuerat discruciatus,

sibles à étendre. Bien plus, l'affection gagna les mains et les bras, de telle sorte que par le refroidissement des nerfs et des tendons, remplis d'une humeur épaisse, ils devinrent lourds, tremblants et engourdis. Peu de temps après, les pieds se ressentirent du même mal, et la marche devint impossible. Cependant il n'éprouvait pas beaucoup de douleur aux pieds, non plus qu'aux bras et aux mains. Le pauvre homme, comme s'il n'avait pas assez de tant de maux, vit survenir un symptôme bien plus grave et bien plus douloureux; en effet, une douleur aiguë et insupportable le prit à l'estomac et dans les deux hypochondres, en s'étendant à tout le ventre. Cette douleur n'ayant de relâche ni jour ni nuit, on chercha, mais en vain, à la modérer, par des lavements, des frictions chaudes, des bains et quelques autres remèdes. On ne trouva qu'une manière de le soulager pendant l'accès : c'était de comprimer son ventre par trois ou quatre hommes robustes. Ce moyen rendait la douleur un peu moins vive. Après l'avoir ainsi torturé six, huit et quelquefois douze jours, la douleur quittait peu à peu ce malheureux, qui restait languissant et comme moribond; mais, dès que l'appétit revenait, il reprenait quelques forces, jusqu'à ce qu'un nouvel accès le

sensim abeunte dolore, languidus quidem
ac pæne moribundus cernebatur, sed qui
statim restituta appetentia vires aliquas re-
ciperet, dum alia rursus simili accessione
correptus prosterneretur. Viginti enim non
amplius dies intermittebat. Atque in acces-
sionibus alvus, ne validis quidem proritata medicamentis, quidquam demittere
poterat, quod si quando contingeret, nigrum omnino ac lividum stercus erat. Sed
et intermissionibus, quæcunque purgantium medicamentorum vi detrahebantur,
atrabiliaria omnia ac splenis purgamenta
judicari poterant. Adhibiti ad tanti mali
expugnationem celeberrimi quique Medici,
brachiorum et pedum resolutionem ad cinnabrium, quo pictores non raro utuntur,
referendum putaverunt. Cum enim penicillum ille sæpe digitis extergeret, iis inhærens cinnabrium ex hydrargyro facticium,
partium continuatione vim suam in cerebrum, cui, ut et nervis et tendonibus et
membranis omnibus, imprimis inimicum
est, transmisit; in quo frigefacto pituita
multa tandem collecta est, quæ postea in

mît à bas de nouveau. Il n'avait jamais plus de vingt
jours de relâche, et pendant ces accès on n'obtenait
aucune évacuation, même par les médecines les
plus fortes; quand il s'en faisait une, les matières
étaient noires et livides, et même, dans l'intervalle
des accès, tout ce qui était chassé par les purgatifs
présentait l'aspect de l'atrabile et des purgations de
la rate. Les médecins les plus célèbres, appelés pour
guérir un si grand mal, pensèrent que cette faiblesse
des bras et des pieds devait être rapportée au cinabre, dont les peintres font un fréquent usage [b']. En
effet, comme il essuyait souvent son pinceau avec
ses doigts, le cinabre, qui est fabriqué avec de l'hydrargyre, y restait attaché, et, par la continuité des
parties, ses propriétés étaient portées jusqu'au cerveau, auquel, ainsi qu'aux nerfs, tendons et membranes de toutes sortes, il est particulièrement nuisible.
Ils pensaient enfin que, dans cet organe refroidi,
s'était alors amassée une abondante pituite, qui, cou-
lant de là dans les bras, les pieds, avait produit dans
les tendons et les nerfs des symptômes semblables à
ceux qu'éprouvent les gens frottés d'onguent hydrargyrique. Pour moi je trouve que leur avis était bon.

7

tota brachia et pedes influens, eorum tendonibus et nervis symptomata iis non dissimilia, quæ unguento ex hydrargyro perunctis accidunt, excitavit. Et hæc sana fuit,
me judice, sententia.

*Ignaris id me-
dicis et in diver-
sas opiniones eun-
tibus.* At in doloris illius atrocis pervestiganda
causa quandiu laboratum est? quot habitæ
concertationes? quam varia fuerunt medicorum judicia? Alius frigidam vitreamque
pituitam intestinis firmius inhærescentem
quam ut facile posset detergeri, in flatus
resolvi, doloremque colicum excitare con-
tendebat. Alius bilem acrem, quam natura in
intestina expurgare debuerat, inter abdomi-
nis membranas effusam illicque coërcitam,
certis cruciatibus invalescere, intumescere,
et quoquoversum furibunde moveri judi-
cabat, atque in ipso motus impetu, tum
distentione, tum compunctione membrana-
rum, crudelem illum dolorem excitare.
Alii denique alias causas astruebant quas
supervacaneum fuerit recensere. Etsi autem
unusquisque positæ à se et probabilibus
conjecturis inventæ causæ remedia apposuit
consentanea, nullus tamen potuit dolorem

Mais combien s'est-on donné de peine pour trou- *Les médecins ignorants ont sur ce point des avis divers.*
ver la cause de ces douleurs atroces! Que de con-
sultations n'a-t-il pas fallu! Que d'avis différents
ont émis les médecins! L'un soutenait que la pituite
froide et vitrée, s'attachant aux intestins avec une force
telle qu'elle ne pouvait en être séparée, se dissolvait
en vents et déterminait la colique ; un autre, qu'une
bile âcre que la nature avait dû chasser dans l'intestin, répandue et renfermée dans les tuniques de
l'abdomen, sous certaines influences morbides se
développait, se gonflait, s'agitait en tous sens avec
fureur, et que, dans ces mouvements impétueux, la
distension et la fatigue des membranes déterminaient cette cruelle douleur. D'autres enfin alléguaient
d'autres causes, qu'il serait superflu de rapporter.
Aussi, quoique chacun donnât les remèdes appropriés à la cause qu'il avait admise et qu'il conjec-
turait être la plus probable, nul ne put, je ne dis
pas enlever complétement la douleur, mais la diminuer en quoi que ce fût et retarder ou abréger les

non dico in totum tollere, sed ne aliqua
ex parte quidem minuere, vel accessiones
ejus breviores aut tardiores efficere. Immo
vero annos tres crudeliter excarnificatus,
exsanguis tandem ac plane tabidus vitam
cum morte commutavit.

Quod tandem cadaveris dissectio ostendit. In dissecto hujus corpore singula ad causæ investigationem inspicientes, jecur, lie-
nem, ventriculum, et renes naturalem constitutionem præ se ferre vidimus : nulla in
cysti fellis obstructio, nulla in mesenterio
humoris vitiosi congestio, nihil denique
in ulla alia parte notari potuit, quod tantorum fuisset malorum causa. Omnes siquidem longe aberamus à scopo, et tota, quod
ajunt, via errabamus. Cum enim penicillum
non digitis modo extergeret, sed etiam
imprudens et incautus ore exsugeret, verisi-
mile est, ut è manuum digitis, partium continuatione, cerebro totique generi nervoso,
communicata fuit cinnabaris, ita ore acceptam ventriculum et intestina membranasque
omnes interiores non humectasse solum aut
frigefecisse, sed inexplicabili vitio, et maligna quadam qualitate, quæ oculorum refugit

accès. Bien plus, après trois années de cruels tourments, le malade mourut enfin, exsangue et complétement épuisé.

En pratiquant la dissection de son corps, comme nous examinions chaque organe pour arriver à découvrir la cause de ce mal, nous trouvâmes le foie, la rate, l'estomac et les reins dans leur état normal. Aucune obstruction dans la vésicule du fiel ; aucune congestion d'humeur vicieuse au mésentère. Enfin nous ne pûmes rien noter dans aucune autre partie, qui fût la cause de tant de maux. Nous étions tous bien loin du but, et, comme on dit, nous avions complétement perdu la voie. En effet, comme non-seulement il essuyait son pinceau avec ses doigts, mais que, sans y prendre garde et avec une grande imprudence, il le suçait, probablement le cinabre était porté, par la continuité des parties, des doigts au cerveau et à tout le genre nerveux, et, pris ainsi par la bouche, il n'avait pas seulement humecté et refroidi l'estomac, l'intestin et toutes les membranes intérieures, mais les avait infectés par un vice inexplicable et par une certaine qualité maligne, échap-

Ce que montra la dissection du cadavre.

obtutum, infecisse, quæ tantorum dolorum causa occulta fuerit; cui non tam purgantibus quam contrario erat antidoto succurrendum. Sicuti dolores his non dissimiles plumbei pulveris usu concitatos, cum nullis purgationibus cedere viderentur, balneorum et lactis asinini usu curavimus.

Ratum sit igitur, argentum vivum et plumbum incomprehensa sua qualitate venenata, inexplicabilia vitia partibus internis inurere, unde vix unquam expediri queant, nec intra corpus unquam sumi debere.

Probatur idem exemplo Alpinorum, qui bronchocele laborant. Quod et alia observatione constat. Populi, qui ad Alpes habitant, bronchocelis turgida guttura habent; id quod et nos aliquando vidimus, et veteres etiam complures litteris prodiderunt. Id autem illis vitium peculiare est quod Alpes metallorum venis, maximeque argenti, abundant, per quas aquarum scaturigines emanant, aquæ autem vitiosa hydrargyri facultate imbutæ suos tumores proferunt, quæ et dentibus, et toti cerebro non parum obsunt. Qua ex causa veteres multos fontes notarunt, ex

pant à la vue, qui avait été la cause occulte de tant de douleurs, et à laquelle il fallait opposer non des purgatifs mais un antidote. C'est ainsi que j'ai vu des douleurs semblables, causées par la poudre de plomb, résister à tous les purgatifs et céder aux bains et à l'usage du lait d'ânesse.

Il est donc entendu que le vif-argent et le plomb, par une qualité vénéneuse insaisissable, impriment un vice inexplicable aux parties internes, d'où l'on ne peut presque jamais les expulser, et qu'ils ne doivent jamais être pris à l'intérieur.

Ceci est encore établi par une autre observation. *Preuve tirée de* Les peuples qui habitent les Alpes ont le cou gonflé *habitants des Al-* *pes affectés du* par un goître. J'en ai vu quelquefois, et plusieurs *goître.* anciens l'ont consigné dans leurs écrits. C'est un vice particulier à ces peuples, parce que les Alpes abondent en mines de métaux, et surtout d'argent, d'où sortent des sources d'eau vive c'. Les eaux, chargées des principes délétères de l'hydrargyre, produisent ces tumeurs, et ne sont pas peu nuisibles aux dents et au cerveau. Pour ces raisons, les anciens signalèrent beaucoup de sources dont les eaux faisaient mourir en deux ans ou même moins ceux qui en buvaient.

quibus qui biberant, alii intra biennium, alii citius vitam amittebant.

Exterius autem quomodo usurpari possit. Quanquam tamen hydrargyrus externis affectibus sæpe auxilio fuit; quippe qui sanguinis incendium, bilis ardores exesionesque foris admotus mitiget, sistat atque compescat, ex iisque nata ulcera persanet. Quocirca ad cohibendam omnis generis serpentem scabiem siccam, ad lichenas, ad psoram ac lepram, affectus sane perquam rebelles, nec aliis quantumvis accommodatis remediis obsequentes, magno profectu illud aliis rite permistum, ut proprio dicetur loco, usurpavimus.

Sed de his satis. Jam de primis qualitatibus.

Argentum vivum frigidum est et humidum. Argentum vivum aliud ex plumbo aliave materia fieri, aliud ex argenti fodinarum tectis stillatim concretum inveniri, inter omnes constat metallicæ rei peritos scriptores. Verum de ejus temperie non parum inter se medici dissentiunt. Aliis frigidum et humidum, aliis calidum et siccum existimatur.

Rat. 1. Qui de fodinis inveniundis, ac de ipso in

Cependant l'hydrargyre est souvent d'un grand secours dans les affections externes. En effet, appliqué au dehors, il apaise, arrête et fait cesser l'inflammation du sang, les ardeurs et les démangeaisons causées par la bile ; il guérit les ulcères qui en sont la suite. Aussi, en le mélangeant selon les règles à d'autres agents, comme il sera dit en son lieu, m'en suis-je servi avec succès pour la guérison des gales sèches et rampantes de tout genre, du lichen, de la psore, de la lèpre, affections rebelles entre toutes et qui ne cédaient à aucun autre remède, si approprié qu'il fût.

Comment faut-il l'employer à l'extérieur ?

Mais c'en est assez ; parlons de ses qualités premières.

Tous les auteurs experts en la connaissance des métaux reconnaissent que le vif-argent tantôt provient du plomb ou d'une autre matière, tantôt suinte goutte à goutte de la voûte des mines d'argent ; mais les médecins ne s'accordent nullement sur sa température. Pour les uns, il est froid et humide ; pour les autres, il est chaud et sec.

Le vif-argent est froid et humide.

Ceux qui, dans leurs ouvrages, ont donné la manière de découvrir les mines et d'y recueillir le

Première raison.

7.

illis legendo observationes litteris manda-
runt, montes locosque omnes in quibus ab-
strusus delitescit hydrargyrus, ineunte vere
crassis densisque vaporibus ac nubibus cir-
cundari, altius ob sui gravitatem ascendere
nequeuntibus, vixque unquam aquæ penuria, vel media æstate, laborare prodiderunt.
Idcirco arboribus plurimis illa loca luxu-
riant, et herbis variis decorantur, alias viri-
ditate et venustate facile superantibus. Sua
enim frigiditate ac humoris multi copia
æstatis æstum et siccitatem hydrargyrus
contemperat. Contra sulphur, vitriolum, et
sal calore suo et siccitate arida omnia et
sterilia vicina loca reddunt. Adhæc arbores
ad fodinas argenti vivi tardius multo quàm
aliis in locis folia emittunt, et vix unquam
flores edunt, qui si forte aliquando erum-
pant, fructus certe ad maturitatem perve-
nire nequit. Postremo in fodinis qui hydrargyrum legunt aut præparant, nisi prudenter et caute se gerant, in nervorum con-
tractionem facile incidunt. Et hæc quidem,
quæ vel rei medicæ ignaris experientia
quotidiana innotuerunt, hydrargyrum frigi-

vif-argent, ont écrit que les montagnes et tous les
lieux où il demeure enfoui sont, au commencement
du printemps, environnés de vapeurs lourdes et
d'épais nuages que leur poids empêche de s'élever
plus haut, et ne souffrent jamais du manque d'eau,
même au plus fort de l'été. Aussi ces endroits
sont-ils couverts d'arbres et ornés de plantes variées dont rien n'égale la verdure et la beauté.
C'est que l'hydrargyre, par sa froideur et sa grande
humidité, tempère la chaleur et la sécheresse
de l'été. Au contraire, le soufre, le vitriol et le
sel stérilisent tous les environs par leur chaleur et
leur grande sécheresse. En outre, près des mines
de vif-argent, les arbres poussent leurs feuilles bien
plus tard qu'en autres lieux; ils n'ont presque jamais
de fleurs, et, si par hasard il leur en vient, le fruit
n'arrive jamais à maturité. Enfin, ceux qui travail-
lent dans les mines à l'extraction de l'hydrargyre,
ou qui, s'ils le préparent, manquent de prudence et
de précaution, sont souvent atteints de tremblements
nerveux. Tous ces faits, qu'une expérience quotidienne a enseignés aux gens les plus étrangers à la
médecine, prouvent que l'hydrargyre est froid et
humide. Mais allons plus loin.

dum et humidum esse testantur. Sed ad alia
pergamus.

Rat. 2. Argentum vivum aliud facticium ex
plumbo vel, ut Dioscorides censuit, ex minio, quod cinnabaris dicitur, aliud sponte
naturæ provenit, legiturque in propriis fodinis. Illud originis suæ nondum imme-
mor, crassius et impurius, ut quod ad inau-
randum, nisi accurata præparatione expur-
gatum attenuatumque fuerit, accommodari
nequit. Naturale vero tenuius, purius, et
ad omnia multo præstantius, durissima
quæque metallorum corpora subit ac penetrat, secumque in his affusum retinet au-
rum. Utrumque tamen ejusdem esse naturæ, eodemque temperamento prædita inter
omnes constat. Quocirca si facticium ortus
sui ratione frigidum sit, argentum omne
vivum frigidum esse necesse est.

Rat. 3. Sed ad ejus opera et effectus oculos men-
temque convertamus. Dolores quoscunque
tum calidos, tum frigidos vi narcotica sistit,
et consopit; perinde atque opium sanguinis eruptiones omnes sistit, bilis ardores
exesionesque retundit, et acrium omnium

Le vif-argent est tantôt fabriqué avec le plomb, *Deuxième raison.*
ou, comme le dit Dioscoride, avec le vermillon, que
l'on appelle cinabre, tantôt il existe naturellement
et se recueille dans les mines qui lui sont propres.
Le premier, tenant encore de son origine, est plus
épais et plus impur; aussi ne peut-il être employé à
la dorure, qu'il n'ait été auparavant purifié et af-
finé avec soin. Le vif-argent natif, plus délié, plus
pur, et supérieur à tous égards, s'insinue dans le
corps des métaux les plus durs, les pénètre et s'in-
corpore l'or qu'ils renferment. Tout le monde reconnaît cependant que l'un et l'autre sont de la
même nature et du même tempérament. Si donc
le vif-argent artificiel est froid à cause de son origine, tout vif-argent doit nécessairement être froid.

Considérons maintenant sa manière d'agir. De *Troisième raison.*
même que l'opium, il apaise et assoupit par sa
vertu narcotique toutes les douleurs chaudes ou
froides. Il arrête toutes les éruptions de sang; il calme
les ardeurs et les démangeaisons causées par la
bile; il réprime les mouvements impétueux de toutes

humorum impetus cohibet; pustulis ulceribusque ex iis natis opitulatur. Hæc ne ullus
ad causam caloris participem referet?

Rat. 4. Sed mala, quæ corpori admotum inve-
here Avicennas commemorat, et nos longa
didicimus experientia, percurramus. Cerebrum nervorum principium ita refrigerat,
emollit et laxat, ut rheumatismis nulla aut
levi admodum occasione tentetur in posterum, atque si aliquando in aurem incidat,
præterquam quod tanto frigore dolores
excitat diuturnos, surditatem quoque parit,
atque mentem pervertit et sua sude dimo-
vet; sed, ut sæpe, convulsionem, qua con-
quiescente, magna partis convulsæ relin-
quitur gravitas; interdum vertiginem, sæpissime epilepsiam concitat; nonnunquam
veternum, aut etiam apoplexiam, cerebri
substantia nimiopere refrigerata commota-
que. Hæc si inunctus ac corpori affrictus
hydrargyrus infligit incommoda, nonne impense frigidus et humidus sit oportet?

Probatur exem- Faber quidam aurarius anno Christi 1556,
plis. solius hydrargyri vapore gravissima, quæ
mox dicam, sensit incommoda. Is bis aut

les humeurs âcres et guérit les pustules et les ulcères qui en résultent. Qui pourrait attribuer ces effets à une cause tenant de la chaleur?

Enfin parcourons la série des maux produits, sui- *Quatrième rai- son.* vant Avicenne, par son application sur le corps, et qu'une longue expérieuce nous a appris à connaître. Il refroidit, amollit, relâche à tel point le cerveau, origine des nerfs, que par la suite, sans autre raison ou pour la moindre cause, cet organe est sujet aux catarrhes. Si parfois il tombe dans l'oreille, outre que, par son excessive froideur, il y cause des douleurs interminables et même la surdité, qu'il trouble et bouleverse l'intelligence, il donne souvent des convulsions qui, laissent après elles une grande lourdeur dans la partie affectée; quelquefois il produit le vertige, souvent l'épilepsie, parfois l'assoupissement et même l'apoplexie, tant il émeut et refroidit la substance du cerveau. Si l'hydrargyre appliqué en onctions et en frictions sur le corps détermine tant d'incommodités, ne faut-il pas qu'il soit extrêmement froid et humide?

En 1556, un orfévre, influencé par la seule va- *Preuve tirée d'un exemple.* peur de l'hydrargyre, éprouva les graves accidents que je vais dire. En dorant une pièce d'argenterie,

ter ad summum, dum argenteam supellec-
tilem inaurabat, hydrargyri vapore admisso
imprudentius, statim stupidus, veternosus
ac plane mutus evasit. Quæ in os indeban-
tur, devorabat ille quidem ; stercus tamen
et urinam minime exire sentiebat, neque ad
aurem inclamantes audiebat. Exactis men-
sibus sex accensus humor febrim tandem
acutam concepit; ac tum excusso torpore
loqui cœpit et quæsitis respondere, sed perturbata omnia et confusa. Remisit die xx.
post accommodatas vacuationes febris, et
in lentam degeneravit : qua tandem liberato, cerebrum grave, torpidique sensus
omnes remanserunt, mensque ex intervallis perturbata. Hic quis opera non agnoscit
immensæ frigiditatis et humiditatis? Sed
quid hæc ut nova profero? Nonne ex iis
qui vel unguento ex hydrargyro illinuntur,
vel ejus vaporem aut cinnabaris suffitum
admittunt, alios quotidie videas subito resolutos aut attonitos repente concidere ; quosdam asthmate anhelos; alios paralyticos,
collo, manibus pedibusque tremulis vacil-
lantes; alios surdos, reliquam vitam misere

il respira imprudemment, deux ou trois fois au plus, la vapeur de l'hydrargyre. Aussitôt il tomba dans la stupeur, l'engourdissement et devint muet. Il mangeait ce qu'on lui mettait dans la bouche, mais ne sentait pas sortir ses matières ni ses urines, et n'entendait pas ce qu'on lui criait à l'oreille. Au bout de six mois, l'humeur, s'étant échauffée, causa une forte fièvre, alors la torpeur se dissipa, il commença à parler et à répondre aux questions qu'on lui faisait, mais sans ordre et avec une grande confusion. Le vingtième jour, grâce aux évacuants appropriés, la fièvre tomba et devint lente. Quand elle l'eut quitté, le cerveau resta lourd, et les sens émoussés; par intervalles, son esprit se troublait. Qui ne reconnaît là l'œuvre d'une froideur et d'une humidité des plus grandes? Mais pourquoi donner cela comme du nouveau? Ne voyons-nous pas tous les jours, parmi ceux que l'on frotte avec l'onguent hydrargyrique, qui absorbent ses vapeurs ou celles du cinabre, les uns tomber tout à coup avec résolution des membres et comme foudroyés, d'autres pris d'asthme ou de paralysie, la tête, les mains et les pieds pris de tremblement, d'autres devenir sourds et traîner misérablement leur existence? Les parfumeurs d'Espagne et d'Italie, en confectionnant

exigere? Hispanorum et Italorum aliptæ ex hydrargyro fucum mulieribus quærentes in quam fœda mala illas conjiciunt? Solius faciei illitu dentes his brevi lividi marcescunt, fœtet anhelitus, facie corrugata oculi caligant, et senescentes asthmate pereunt. Sed rem in hydrargyro admiratione dignam, à nullo, quod sciam, animadversam contemplemur.

Rat. 5.

Hic enim si quis rerum eventus bene observet, non modo pituitosis morbis obnoxia nostra reddit corpora, partesque omnes in primis carnosas suo frigore et humore lædit, verùm ita labefactat et sua qualitate imbuit, vix ut corpus febre corripi possit, etiam si multa scateat cacochymia. Anno à Christo nato 1556, coriarium quendam tonsor ut inviserem rogavit, rarum affectum et observatione dignum me visurum dictitans. Is tametsi annos amplius decem post curationem per hydrargyrum ita salubriter exegerat, ut videretur percuratus, repente tamen exorto in sincipite dolore diutius perseverante, non modo ejus partis os totum paulatim computruit exesumque

avec de l'hydrargyre le fard des dames, préparent à
ces dernières des maux bien cruels. Sa seule application
cation sur la face, en peu de temps, noircit et
gâte leurs dents, rend l'haleine fétide, ride le visage,
sage, obscurcit la vue; les vieillit avant l'âge et les
fait mourir asthmatiques. Mais, dans cette question
tion de l'hydrargyre, examinons un fait très-curieux
rieux et que personne, que je sache, n'a encore
remarqué.

Si l'on observe bien la marche des choses, on verra
que l'hydrargyre, non-seulement rend le corps sujet
aux maladies pituiteuses et nuit à toutes les parties,
surtout aux parties charnues, par sa froideur et son
humidité, mais qu'il ébranle l'organisme et le pénètre
de sa qualité, à tel point que, même dans la plus grande
cacochymie, c'est à peine si la fièvre peut avoir prise
sur lui. En 1556, un barbier me pria de visiter un certain
tain corroyeur, disant que je verrais là une affection
rare et digne d'observation. Cet homme avait été
soumis au traitement hydrargyrique plus de dix ans
auparavant, et cela avec tant de succès, qu'on le
croyait guéri complétement. Tout à coup survint au
sinciput une douleur opiniâtre; non-seulement toute
cette partie de l'os se pourrit, se rongea et tomba par

Cinquième raison.

est, ut frustulatim excideret, sed et cerebri
utraque meninx eadem putredine absumpta,
subjectaque cerebri substantia in abscessum
conversa est; unde magna puris copia (miserabile visu) per multos menses, non ex ea
tantum parte, sed ex utriusque oculi angulis
etiam stillavit : dentes exciderunt omnes.
Hic tamen neque febre corripi (incredibile
dictu) visus est, neque cibi fastidio multum
premi, neque extenuari, dum ad ventri-
culos cerebri ventum est, quo tempore
mors repente hominem diu misere afflictum
è medio sustulit. Alios complures vidimus,
non minus crudeliter excarnificatos ad longum tempus vitam produxisse sine ulla
febre; nisi forte dolorum vehementia, aut
vigiliarum diuturnitate lentæ cujusdam species inducatur quæ etsi diutius persevera-
verit, non tamen, ut parum in his versatus
existimare posset, in hecticam degenerat :
sed remediis quæ luem ejusque symptomata tollunt, interdum etiam febri adversis,
delitescit.

Rat. 6.   Huc quoque spectat, quod medicis, in
artis quidem operibus diu versatis et exer-

morceaux, mais les deux méninges furent détruites par cette pourriture et la substance même du cerveau se convertit en un abcès. Pendant de longs mois, affreux spectacle, une quantité considérable de pus s'écoula non-seulement de cette partie, mais aussi de l'angle de chaque œil; toutes les dents tombèrent. Cependant, qui le croirait, la fièvre ne prit point le malade; il n'eut presque pas de dégoût pour les aliments et ne s'affaiblit que lorsque le mal eut gagné les ventricules du cerveau. A ce moment, la mort enleva tout à coup cet homme, qui souffrait depuis si longtemps $^{d'}$. J'ai vu beaucoup de malades, qui n'étaient pas moins cruellement tourmentés, vivre longtemps sans aucune fièvre, à moins que la violence des douleurs ou la prolongation des insomnies ne détermine une espèce de fièvre lente, qui, tout en durant longtemps, ne dégénère pourtant pas en fièvre hectique, comme pourraient le croire des gens peu versés en ce sujet; celle-ci disparaît sous l'influence des remèdes qui, guérissant le mal et ses symptômes, agissent en même temps contre la fièvre.

Il faut également rattacher à ceci un fait qui a souvent trompé de vieux mais peu clairvoyants praticiens: *Sixième raison.*

citatis, sed parum oculatis sæpe imposuit, eos qui unguento ex hydrargyro semel fuerunt inuncti, ægre adeo medicamentis moveri, ut ea duplo validiora quam ante, facile perferant. Quæ omnia si quis acriore animi acie intueatur, et ponderet judicio, nonne à frigida quadam causa hæc proficisci existimet? quæ non modo corporis nostri nativum calorem ita obtundit, ut ægre postea catharticum è potentia in actum reducat, sed et partes omnes humoresque ita refrigerat et humectat, et in similem sibi qualitatem alterat, vix ut vel medicamentorum vim sentire, vel inflammationem concipere possint.

Tenuium est partium.

Summa autem hæc refrigerandi humectandique potentia nisi in tenui substantia consisteret, haudquaquam tantis operibus excelleret.

Ratio eorum qui id calidum asserunt.

Qui contrariæ sunt sententiæ, his maxime argumentis nituntur.

Argentum vivum temperie calidum esse, ex effectis, inquiunt, intelligitur, licet aliis quibusdam probabilibus rationibus frigidum esse appareat. Crassa quippe attenuat,

c'est que, chez les individus soumis une fois seulement aux frictions hydrargyriques, les purgatifs agissent si difficilement, qu'il faut en doubler la dose.
Si l'on considère ces phénomènes attentivement et
si on les apprécie à leur juste valeur, comment ne
pas leur reconnaître pour cause une certaine froideur, qui non-seulement diminue la chaleur naturelle de notre corps, au point d'ôter une partie de
leur action aux purgatifs, mais encore refroidit et
humecte les organes, en modifiant leur qualité dans
le sens de la sienne, de façon qu'ils deviennent
réfractaires aux médicaments et à l'inflammation?

Or ce grand pouvoir de refroidir et d'humecter *C'est l'effet d'une*
ne produirait pas de si importants effets, s'il ne *substance déliée.*
résidait dans une substance fort déliée.

Voici les principaux arguments de ceux qui sont *Raison que don-*
d'un avis opposé. *nent ceux qui le*
croient chaud.

Ils disent que les effets du vif-argent montrent
qu'il est chaud, quoique des raisons probables le fas-
sent regarder comme froid par quelques autres. Ainsi
il rend déliées les substances épaisses; il les divise,

incidit, dissolvit, et in sudores dissipat,
obstructa aperit, durissima quæque penetrat, aliaque multa edit opera, quæ non
aliunde quam ab ejus calore peti possunt.
Sunt enim illa caloris propria effecta, fri-
goris plane contraria.

Solutio.   Verum enimvero siquis hanc rem pro-
pius intuetur, efficientem istorum causam
alio referendam esse, quam ad hydrargȳri
calorem, intelliget. Etenim demonstratum
est à philosophis et medicis, summas medicamentorum vires et facultates, quæ causæ
sunt efficientes, alias à qualitatibus primis,
calido, frigido, humido, sicco; alias à se-
cundis, quæ à materia prodeunt, cujusmodi
est tenuitas, crassities, lentor et acrimonia ;
et alias à forma et occulta proprietate proficisci ; eosque prorsus cæcutire, qui in medicamentis vires omnes à primis qualitatibus quærunt, nihilque in tota arte præter
intemperiem circumsonant. Itaque argentum vivum summa partium tenuitate, qua
vel durissima metallorum corpora subit ac
penetrat, non calore, attenuare, incidere, et
sudores movere credendum est. Piper et

les dissout et les évapore en sueurs; il détruit les obstructions, pénètre les corps les plus durs, et produit beaucoup d'autres effets qui ne peuvent venir que de sa chaleur, car ces résultats sont propres à la chaleur et repoussent l'idée de froideur.

Mais, en y regardant de plus près, on verra que la cause efficiente de ces phénomènes doit être rapportée à tout autre chose qu'à la chaleur de l'hydrargyre. En effet, les philosophes et les médecins ont démontré que les vertus et les facultés principales des médicaments qui sont causes efficientes proviennent, les unes des qualités premières : le chaud, le froid, l'humide, le sec; d'autres, des qualités secondes qui tiennent à la matière, comme la ténuité, la densité, la ductilité, l'âcreté; d'autres, de la forme et d'une propriété occulte; et qu'enfin il faut être aveugle pour ne chercher les vertus des remèdes que dans les qualités premières et ne voir en médecine que l'intempérie. Aussi n'est-ce pas à la chaleur que le vif-argent doit d'être incisif, dissolvant, sudorifique, mais bien à l'extrême ténuité de ses parties, qui lui fait pénétrer les métaux les plus durs. Le poivre et la camomille sont très-chauds; ils provoquent pourtant moins faci-

Réfutation.

8

pyrethrum calidissima cum sint, imbecillius tamen sudores promovent quam guajacum temperatum; minus quoque attenuant et incidunt pulmonum crassum lentumque mucum, minusque menses promovent, quam gentianæ aut aristolochiæ radix, illis calore cedens.

Instantia. Sed quæret fortasse aliquis, qui fieri possit, ut in medicamento impense frigido et humido materia insit summa partium tenuitate prædita?

Solutio. Quærendum quoque fuerat, cur opium adeo frigidum ut narcoticorum sit vehementissimum, amarore gustantibus sit molestum. Multa crede mihi deprehendas in rerum natura, si singula bene examines, in quibus cœcutire humanum intellectum sit necesse.

Hydrargyrum humidum est. Ratio. Jam vero hydrargyrum vehementer humidum esse, non siccum, præter supraposita, hinc colligitur : quod præduros scirrhososque tumores præ cæteris omnibus emolliat, concretosque dissolvat; quodque nervos omnes et articulos adeo relaxet et debilitet, ut omnem fluxionem facile admittant, sus-

lement les sueurs que le gaïac, qui est tempéré ; ils
agissent moins aussi, comme dissolvants et incisifs,
sur les mucosités épaisses et visqueuses des poumons ; ils sont moins emménagogues que la racine
de gentiane ou celle d'aristoloche, qui leur cèdent
en chaleur.

On demandera peut-être comment il peut se *Objection.*
faire que, dans un médicament extrêmement froid
et humide, il existe une matière d'une extrême
ténuité.

Il faudrait aussi demander pourquoi l'opium, si *Réponse.*
froid qu'il est le plus puissant des narcotiques, déplaît
au goût par son amertume. Croyez-moi, si vous
examinez attentivement chaque chose dans la nature, vous en trouverez un grand nombre qui passent l'intelligence humaine.

De ce qui précède et de ce qui va suivre, il résulte *L'hydrargyre*
que l'hydrargyre est extrêmement humide et non *est humide. Preuve.*
sec. En effet, il amollit mieux que tout autre moyen
les tumeurs dures et squirrheuses ; il fond celles qui
résultent de concrétions ; il relâche et débilite tous
les nerfs, les articulations, à tel point que la fluxion
s'en empare facilement et que son usage détermine

citenturque ejus usu tremores immedicabiles. At nihilominus quoniam vi specifica
omnis generis humores violenter evacuat,
recte ex accidente exsiccare perhibetur.

Exceptio.
Hos quidem tremores ad luis male cu-
ratæ reliquias nervos obstruentes, vel ad
motorum spirituum resolutionem dissipa-
tionemque, non ad argenti vivi humidita-
tem aut vim et qualitatem maleficam refe-
rendos esse contendunt chirurgi; et ad
hoc argumentis utuntur parum validis, quæ
nobis redarguere facile liceat.

Solutio.
Tremore videntur corripi non lue modo
contaminati, sed alii fere omnes exquisite
sani, quicunque argentum vivum in puteis
legunt, vel minium effodiunt, vel ex eo
hydrargyrum, et hinc addito sulphure cin-
nabarim decoquunt, vel qui inaurando vel
alio quovis modo venenatum argenti vivi
vaporem aut cinnabaris ejus sobolis suffitum ore naribusque exceperint. Tremunt
etiam iis manus qui lue venerea affectos
unguento ex hydrargyro sæpius inunxerunt,
idque sine momentanea ac effatu digna
spirituum motorum resolutione, ac sine

des tremblements irrémédiables. Néanmoins sa propriété spécifique d'évacuer violemment les humeurs
de toute espèce fait qu'il dessèche parfois très-bien.

Les chirurgiens prétendent qu'il ne faut pas rap-   *Objection.*
porter ces tremblements à l'humidité du vif-argent
ou à son pouvoir et à sa qualité nuisible, mais à un
reste du Mal incomplétement guéri qui embarrasse
les nerfs, ou à un affaiblissement et à une dispersion
des esprits moteurs. Ils appuient leur dire sur des
arguments peu solides et qu'il nous sera facile de
réfuter.

On voit en effet le tremblement survenir non-   *Réponse.*
seulement chez les gens atteints du Mal vénérien,
mais chez presque tous ceux qui, bien portants d'ailleurs, recueillent le vif-argent dans les puits de mine,
extraient le vermillon et en tirent l'hydrargyre, ou bien
additionnent celui-ci de soufre et le font chauffer pour
obtenir le cinabre, ou bien encore chez les doreurs,
enfin chez tous ceux qui, par n'importe quel moyen,
absorbent par la bouche ou les narines les vapeurs
empoisonnées du vif-argent ou du cinabre, son dérivé.
De même les mains sont prises de tremblement chez
ceux qui ont souvent frotté d'onguent hydrargyrique
les individus atteints du Mal vénérien, et cela sans

8.

lue venerea. Non ita pridem inauratorem
quendam invisi, hominem alioqui robus-
tum et quadratum, cui hydrargyri vapore
ita cerebrum, totumque genus nervosum
repente affectum est, ut non modo brachia
et tibiæ vehementer illi tremerent, sed ne
stare quidem, aut incedere, aut attonitum
caput et tremulum attollere posset. Hic
curatus standi ac incedendi vires paulatim
recuperavit; verum cerebrum illi grave tor-
pidumque remansit, et rheumatismis obnoxium. Occurrunt quotidie et alia ejus generis symptomata, quorum animadversione
intelligere est, vim summam inesse hydrargyro refrigerandi, laxandi, et molliendi,
idque cerebro, nervis, tendonibus, membra-
nisque omnibus in primis perniciosum
esse; atque idcirco hoc vix unquam, nisi in
calido et sicco corpore, ad calidum siccum-
que affectum utendum, qua ratione, mox
dicetur.

Jam vero ex purgantibus medicamentis
omnibus crassum lentumque mucum spuitione solus vacuat inunctus hydrargyrus,
luisque incipientis symptomata interdum

qu'ils aient contracté le Mal et sans affaiblissement
momentané ou digne de remarque des esprits moteurs.
J'ai vu dernièrement un doreur, homme robuste et
bien bâti, dont la vapeur d'hydrargyre avait affecté
tout à coup le cerveau et le système nerveux, au
point que non-seulement ses bras et ses jambes
tremblaient violemment, mais qu'il ne pouvait se
tenir debout, marcher ou tenir droite sa tête trem-
blante et étonnée. Grâce aux remèdes, il recouvra
peu à peu assez de forces pour se tenir debout et
marcher; mais le cerveau conserva de la lourdeur,
de la torpeur et de la disposition aux catarrhes.
On rencontre journellement d'autres symptômes
de ce genre; cela démontre que l'hydrargyre possède au suprême degré la vertu de refroidir, relâcher
et amollir; qu'il est l'ennemi du cerveau, des nerfs,
des tendons, de toutes les membranes, et qu'on ne
doit par conséquent l'employer que sur un corps
chaud et sec, pour une affection chaude et sèche.
Je dirai bientôt comment.

De tous les médicaments purgatifs, l'hydrargyre
seul, en frictions, évacue par l'expectoration les
mucosités épaisses et visqueuses, et réprime quelquefois les symptômes du Mal à son début.

Chirurgi luis venereæ alexipharmacum esse putant. compescit. Chirurgi verum illius alexiphar-macum esse rati, reliquis omnibus remediis post habitis, hunc, medicis omnibus eruditis merito suspectum et invisum, ad luis cura-tionem usurpandum contendunt.

Sed falluntur. At licet hydrargyro, ut supra compre-hensum est, eam vim insitam esse, eamque naturam noverimus, ut vel tibiæ affrictu è corpore etiam exquisite sano crassum len-tumque mucum spuitione violenter pro-vocet; quemadmodum sane agaricus, scam-monium, colocynthis, tenues serososque humores insita proprietate vel ex sano cor-pore detrahunt in alvum; quoniam tamen malignam humoris qualitatem ipsumque luis venenum jam fortasse solidis partibus tenacius inhærens atque impressum, mani-festa contrarietate, aliave occulta proprietate non exstinguit, ipsius alexipharmacum aut antidotum dici non potest; ut neque colo-cynthis destillationum antidotum dicitur; nisi forte communi appellatione alexiphar-maca et antidota nomines medicamenta om-nia, quantumque vel purgando vel aliqua facultate alia morbo cuipiam auxiliantur;

Les chirurgiens, persuadés qu'il est le seul con- *Les chirurgiens*
le regardent com-
tre-poison du Mal vénérien, abandonnent tous les *me le contre-poi-*
son du Mal véné-
autres remèdes et présentent comme devant être *rien.*
seul employé ce médicament, justement suspect et
odieux à tous les médecins instruits.

Nous savons, et nous l'avons dit plus haut, que, *Mais ils se trom-*
pent.
par une vertu et une nature particulières, l'hydrargyre
en frictions sur les jambes seulement provoque
dans le corps, même le plus sain, une sputation vio-
lente de mucosités épaisses et visqueuses, de même
que l'agaric, la scammonée, la coloquinte, par leur
propriété particulière, attirent d'un corps bien por-
tant, dans les intestins, des humeurs déliées et sé-
reuses; mais comme, par une qualité manifestement
contraire ou par tout autre propriété secrète, il ne
détruit pas la qualité maligne de l'humeur et le
poison même du Mal, fixé peut-être et trop inhérent
déjà aux parties solides, on ne peut l'appeler contre-
poison ou antidote, de même qu'on ne peut appeler
la coloquinte antidote du catarrhe, à moins qu'on
ne réunisse sous le nom commun d'antidote et de
contre-poison tous les médicaments qui, soit en purgeant, soit par tout autre moyen, guérissent une
maladie. L'autorité des anciens, l'usage et l'étymo-
logie s'y opposent. En effet, on appelle à propre-

quod tamen veterum auctoritas, et usus loquendi ac nominis etymon redarguit. Antidota enim et alexipharmaca proprie appellamus, quæ non quidem extrinsecus imposita, sed intra corpus ipsum assumpta, tota substantia et occulta proprietate venenis resistunt, atque adversantur, ipsamque malignitatem exstinguunt. Nam et lethalia venena, quæ deleteria appellantur, ubi in animalis corpus ingressa sunt, totum id momento temporis immutant, sibique simili affectione alterant : ita sane alexipharmaca seu alexiteria , quæ venenorum remedia et antidota sunt contraria venenis lethalibus, alteratione totum etiam corpus immutant, et alterationem à deleteriis impressam extinguunt; non sane quod substantia ipsorum per totum corpus penetret (neque enim potest tam paucus succus tam brevi tempore corporis interdum maximam molem replere), sed qualitatis diffusione, qualis et extra nos à solis fulgore in ambientem aërem diffunditur, et in nobis tum à corde in arterias, tum à cerebro in nervos fieri conspicitur.

ment parler antidote et contre-poison, les remèdes qui, administrés non pas à l'extérieur, mais à l'intérieur du corps, s'opposent aux poisons, les combattent par toute leur substance et leurs propriétés secrètes, et en détruisent la malignité. Car, ainsi que les poisons mortels que l'on appelle délétères, dès qu'ils sont entrés dans le corps d'un animal, le transforment tout entier en un moment et l'altèrent par une affection semblable à eux-mêmes, ainsi les contre-poisons ou alexitères, qui sont les remèdes et les antidotes des poisons, transforment aussi tout le corps par une altération contraire aux poisons mortels, et annulent l'altératïon produite par ces derniers. Non pas que leur substance pénètre tout le corps (il est impossible que si peu de suc puisse en si peu de temps s'étendre à la masse énorme du corps), mais bien par la diffusion de leur qualité, diffusion semblable à celle de l'éclat du soleil dans l'air qui nous entoure, à celle qui en nous-mêmes a lieu du cœur aux artères et du cerveau aux nerfs.

Mercurius præ-cipitatus etiam purgat.

Hydrargyro tantam vim purgandi inesse diximus, ut ne ustione quidem depereat, sed in cinere supersit multo etiam quam ante vehementior. Siquidem ustione consumpta exhaustaque aquea hydrargyri substantia, in qua vis refrigerandi insidebat, etsi nativa ejus temperies dissoluta est, manet tamen in cinere, quæ à forma nascitur vis purgatrix, multo quam ante efficacior, estque is tum ustione, tum aquæ fortis admistione acerrimus, hoc ab argento vivo differens, quo acetum ab ejus usta fæce. Hunc autem exhibent circumforanei, tonsores, scelerati impostores, non medici, ad luis venereæ dolores diuturnos, vel alios frigidos quoscunque affectus, ut hydropem, febrim quartanam, idque granorum viii. aut x. pondere, ex ovi luteo, aut mithridatio vel theriaca; ac statim ex universo corporis ambitu omnis generis humores sursum ac deorsum prorumpunt, tanto impetu, tamque violento, exhaustis spiritibus fractisque viribus, ut vel repente moriatur æger, vel aliquot dies sine viribus, sine pulsu, sine voce jaceat mortuo persimilis. Os

Sed inclementor.

J'ai dit que l'hydrargyre ⁰' avait une si grande vertu purgative, que la combustion ne pouvait la lui faire perdre, et qu'elle est encore plus forte même dans sa cendre. En effet bien que la calcination consume et évapore la substance aqueuse de l'hydrargyre, substance dans laquelle réside son principe réfrigérant, bien que sa constitution naturelle soit détruite, sa vertu purgative, qui provient de sa forme, reste dans la cendre et est bien plus efficace qu'auparavant. On le rend donc plus actif soit par la calcination, soit par l'addition d'eau-forte, et il diffère alors du vif-argent, comme le vinaigre de sa lie calcinée. Des charlatans, des barbiers, d'effrontés imposteurs, mais non des médecins, l'emploient sous cette forme contre les douleurs persistantes du Mal vénérien, ou contre toute autre affection froide, comme l'hydropisie, la fièvre quarte, à la dose de huit à dix grains, dans un jaune d'œuf, du mithridate ou de la thériaque. Aussitôt, de toutes les parties du corps, les humeurs de toute espèce s'échappent par haut et par bas, et cela avec tant de force, tant de violence, que, suffoquant, et les forces brisées, le malade meurt subitement, ou reste pendant quelques jours sans force, sans pouls, sans voix, et comme mort.

L'hydrargyre précipité purge également.

Mais d'une façon nuisible.

9

interdum totum inflammatur, ac gingivæ ulcera contrahunt putria ac valde fœtida, faucesque interdum ita intumescunt, ut æger ad multos dies nihil prorsum deglutire possit. Sic dum hæc scriberem, in mea vicinia scelestus quidam hujus urbis pharmacopœus ad quartanæ curationem tria catapotia ex eo et mithridatio concinnata exhibens, juvenem quadratum paucis diebus exorta dysenteria et delirio è medio sustulit.

Quelquefois, toute la bouche s'enflamme; les gencives se couvrent d'ulcères putrides et infects; quelquefois aussi, la gorge se gonfle tellement que,
pendant plusieurs jours, le malade ne peut rien
avaler. Pendant que j'écrivais ces lignes, et dans
mon voisinage, un misérable apothicaire de cette
ville, pour guérir d'une fièvre quarte un jeune
homme robuste, lui administra trois pilules com-
posées de cette drogue et de mithridate; en quelques jours, il survint une dysenterie et un délire
qui emportèrent le malade f'.

CAPUT VIII

QUÆ ANTE LUIS CURATIONEM OBSERVANDA.

Ante curam luis
considerandum :
quam recens sit ?

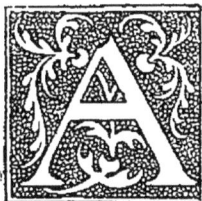

NTEQUAM agnitæ luis curationem aggrediamur, multa sunt pernoscenda.

Ac primum, quandiu ea afflixerit, et quibus symptomatibus stipetur. Recens quippe humores ac carnes tantum obsidens, aut vix dum solidas attingens, nullo gravi symptomate, solis maculis aut pustulis quibusdam conspicua, facile curationem recipit; ægrius vero, quæ præterea doloribus et scirrhosis tumoribus molesta est. Omnium difficillime, quæ confirmata, quæ ossium carie, ac partium cartilaginearum exesione se prodit : quam in interioribus etiam visceribus ulcera et tu

CHAPITRE VIII

CE QU'IL FAUT CONSIDÉRER AVANT D'ENTRE- PRENDRE LA CURE DU MAL VÉNÉRIEN.

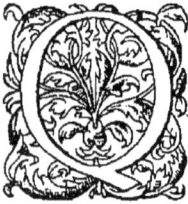

UAND le Mal est reconnu, avant *Il faut observer* d'entreprendre sa cure, il faut s'as- *avant d'entre-* surer de plusieurs choses. D'abord, *prendre la cure du Mal : s'il est* depuis combien de temps il existe, *récent ?* et quels symptômes il présente. En effet, le Mal récent se guérit avec facilité, lorsqu'il n'a encore attaqué que les humeurs et les chairs, qu'il s'est à peine fixé aux parties solides, et qu'il n'offre aucun symptôme grave, mais seulement des taches et des pustules; la cure est plus difficile quand les douleurs et les tumeurs squirrheuses sont survenues ᵍ′. Elle est de toute difficulté quand le Mal est confirmé : il se traduit alors par la carie des os et l'érosion des cartilages; enfin des

bercula multa proferre, in mortuorum corporibus dissectis notavi.

Quodnam corporis temperamentum? Ab his considerandus venit totius affecti corporis habitus et viscerum, præsertim vero jecoris constitutio et temperies. Nam qui sicco sunt et squalido corporis habitu, et os ventriculi debile nacti sunt, mitiora, quam qui frigido et humido sunt corpore, remedia exposcunt; ut qui raro et laxo sunt corporis habitu, quam qui crasso et denso. Idem de his quoque sentiendum, qui improba vivendi ratione intemperiem hepatis calidiorem et sicciorem contraxerunt. Hi enim omnes nec magnam inediam, nec validas exsiccantes ullas purgationes perferre possunt, cum tenui bile et malis humoribus os ventriculi imbuatur atque compungatur; unde in graves stomachicas syncopas incidant.

An cacochymia in prima regione? Inspicere vero oportet et qui in ipsis visceribus humores exsuperent. Nam si vel partium nutrientium insito vitio, vel vivendi errore et longa crapula, vel alimentorum impuritate et intempestivo usu

ulcères et des tubercules nombreux se produisent dans l'intérieur même des viscères, comme la dissection des corps me l'a fait voir.

Il faut ensuite considérer l'habitude du corps, la constitution et le tempérament des viscères, surtout du foie. En effet, ceux qui ont un corps sec et maigre, et qui sont faibles d'estomac, ont besoin de remèdes plus doux que ceux dont le corps est froid et humide. Il en est ainsi pour les tempéraments flasques et mous, au contraire de ceux qui sont lourds et fermes. Enfin on agira de même avec ceux qui ont contracté par un mauvais régime une intempérie trop chaude et trop sèche du foie. Ceux-ci, en effet, ne peuvent supporter la diète, ni aucun purgatif énergique et desséchant, car l'orifice de l'estomac est chez eux tellement irrité par la bile et les humeurs malsaines dont il est imbu, qu'ils tomberaient en de graves syncopes stomacales.

Quel est le tempérament du malade?

Il faut encore examiner quelles sont les humeurs qui dominent dans les viscères eux-mêmes. Car si un vice originel des organes de la nutrition, une vie déréglée ou une débauche prolongée, la mauvaise qualité ou l'usage intempestif des aliments, ont

Si la cacochymie n'en est qu'à la première région?

illuviem multam in primis venis et visceribus congesserint, quæ etiam inde in venas
majores effunditur, antequam luis propria
suscipi possit curatio : purgandum corpus
sæpius est, et cacochymiæ focus prorsus
exhauriendus, primum quidem apozematis
aliisque quibuslibet blandioribus primæ
corporis regioni expurgandæ destinatis. Ab
iis deinde ad ea venietur quæ è venis ma-
joribus aliquid etiam evellant, tandemque
ad venæ reserationem. Quod si quis teme-
rarius et rei medicæ faciendæ ignarus cacochymia manente tentare audeat luis curationem, ut ipsam (opus sane quam difficile)
tollat, corpus sane variis affectibus in omne
fortasse vitium obnoxium reliquerit. Non
enim biliosa, melancholica, aliave crassa
illuvies circum viscera collecta tota in sudores digeri, dissiparive potest, ut quæ circum membranas, nervosas ac solidas omnes
partes maligna luis congestione succressit,
sed tenuiore parte resoluta siccescit, im-
pingiturque visceribus, ac tandem acrem
malignamque qualitatem contrahens, ipsorum substantiam labefactat. Hinc profecto

amassé dans les premières veines et les viscères
beaucoup d'immondices qui de là se répandent dans
les grandes veines, il faut, avant de songer à entreprendre la cure même du Mal vénérien, purger le
corps à plusieurs reprises, et vider tout à fait ce
foyer de cacochymie, d'abord par des apozèmes et
par des moyens plus bénins destinés à nettoyer cette
première région du corps. Ensuite on viendra aux
remèdes qui peuvent enlever quelque chose des
grandes veines, et enfin à la saignée. Si quelque té-
méraire, ignorant la pratique médicale, ose en présence de cette cacochymie, entreprendre la cure du
Mal, il n'y parviendra, ce qui est très-difficile, qu'en
laissant le corps exposé par diverses infirmités à
presque tous les maux. En effet, la bile, les humeurs
noires et les autres dépôts épais amassés autour des
viscères, ne peuvent se résoudre totalement en sueurs
ni se dissiper, non plus que ceux qu'une maligne
congestion du Mal a rassemblés autour des membranes, des nerfs et de toutes les parties solides. Bien
loin de là, ce qu'il y a de plus subtil en eux étant
évaporé, ces dépôts se dessèchent, s'attachent aux
viscères et, contractant enfin une qualité âcre et maligne, corrompent toute leur substance. C'est de là
que vient le squirrhe de la rate, ou la distension du

curata lue lienis scirrhus comparet vel jecoris tensio ; hinc et herpetes sæpius in manibus, nonnunquam et in aliis corporis
sedibus maligni erumpunt, qui non nisi
longa viscerum detersione, humectatione
et refrigeratione mitescunt.

In tertia? Contrario errore tenentur, qui partibus
externis jam impactam crassam lentamque
materiam, alvum ducentibus aut vomitoriis
medicamentis validioribus revocare contendunt, atque ita luem curare veneream.
Hi certe ventriculum et viscera omnia graviter offendunt, ac multis symptomatis nullo
pæne usu laborantem convellunt, ejusque
vires adeo prosternunt, ut nequeat postea
propriam curationis viam perficere. Neque
igitur, quæ in primis est corporis sedibus
humorum illuviem per urinas aut sudores
evacuare, neque quod externis partibus tenacius jam inhæsit per alvum revocare ten-
tandum, sed Hippocrati auscultandum, *quæ
ducere oportet*, *per loca conferentia*, *quo
natura vergit, ducere monenti.*

In toto corpore? At vero si per universum corpus fusa
jam sparsaque erit cacochymia, quæ tamen

foie qu'on observe après la cure du Mal ; de là aussi proviennent le plus souvent sur les mains, quelquefois sur les autres points du corps, ces dartres malignes qui ne s'apaisent qu'à force de nettoyer, humecter et rafraîchir les viscères.

D'autres, tombant dans une erreur contraire, prétendent entraîner par des purgatifs ou des vomitifs puissants la matière grossière et visqueuse déjà fixée aux parties externes, et guérir ainsi le Mal vénérien. Ceux-là font beaucoup de mal à l'estomac et aux viscères, déterminent presque sans profit pour le malade une foule de symptômes fâcheux, et abattent ses forces, au point qu'il lui est ensuite impossible de mener à bien le traitement convenable. On ne doit donc pas tenter l'évacuation par les urines ou par les sueurs des dépôts que les humeurs ont laissés dans les parties superficielles du corps, ni essayer de les rappeler vers l'intestin, quand ils se sont déjà saisis des parties externes ; mais il faut écouter Hippocrate, qui nous avertit d'*évacuer, ce qu'il faut évacuer, par les canaux naturels.*

Ou à la troisième ?

Si la cacochymie, partant des viscères, s'est déjà répandue et infiltrée dans tout le corps, avant

Ou dans tout le corps ?

à visceribus prodierit, non modo ante luis curationem primæ ac secundæ corporis sedes justis purgationibus identidem repetitis detergendæ erunt, ac omni illuvie liberandæ, sed et per totam curationem, ne quæ in affectis visceribus denuo succrescant sordes diligenter providendum. Nam si bene habiti (ut recte censuit Alexander Aphrodisæus) famescentes, solito cibi usu prætermisso, bilescunt et materiam congerunt acriorem, multo certe magis, quibus viscera latenti vitio et prima affectione laborant, per inediam alimenti portionem corrumpent. Itaque purgatione quod sic quotidie cumulabunt extrahetur, ut vacuum maneat ægri corpus, tutiorque sit alterius affectus curatio.

Quæ consuetudo ægri fuerit? Consideranda et consuetudo. Hæc enim nec sanis nec ægris repente mutari potest sine discrimine; oportet igitur ad insueta paulatim transire.

Quod anni tempus? Videndum et quod anni tempus sit, quæ regio, quæ ambientis aëris conditio. Hæc enim si ad calidum declinarint, blandiori-

d'aborder la cure du Mal, non-seulement il faudra, par des purgations appropriées et de temps en temps répétées, nettoyer les premières et les secondes régions du corps et les débarrasser de toute immondice, mais veiller attentivement, pendant toute la cure, à ce qu'il ne s'en amasse pas de nouvelles dans les viscères affectés. En effet, si les gens de bonne santé et de grand appétit, comme le dit très-judicieusement Alexandre Aphrodisée [h'], par la seule privation de leur nourriture habituelle deviennent bilieux et amassent une matière plus âcre, à plus forte raison ceux dont les entrailles sont affectées par un vice latent et par une maladie préexistante corrompront, en faisant diète, une partie de leurs aliments. Évacuez donc par des purgatifs ce qu'ils amassent ainsi tous les jours, afin que le corps du malade soit bien net et que la cure de l'autre maladie soit plus assurée.

Il faudra tenir compte aussi des habitudes, car on ne peut sans danger les changer brusquement chez un sujet sain ni chez un malade. On passera donc progressivement aux nouvelles habitudes à prendre. *Quelles sont les habitudes du malade?*

On tiendra compte aussi de la saison, du climat et de l'état de l'atmosphère; car, si de ces conditions réunies, il résulte un temps chaud, on devra s'en tenir *Quelle est la saison?*

bus agendum esse suadent; si vero ad frigidum, validioribus.

Quæ ætas? Ætas quoque puerilis et senilis eamdem indicationem præbent, ceteræ contrariam.

Quæ symptomata adsunt? Sed et symptomata gravia cum supervenerint, si vires ademerint, curationis ordinem pervertent, dum leniantur.

à une médication douce; s'il fait froid, il faudra recourir à des remèdes énergiques.

L'enfance et la vieillesse présentent la même in- *Quel est l'âge du malade?* dication, les autres âges une indication opposée.

Si des symptômes graves survenaient et enlevaient *Quels symptômes se montrent?* les forces, il faudrait modifier le traitement jusqu'à ce qu'ils fussent dissipés.

CAPUT IX

ALIA LUIS CURANDÆ RATIO, SED MINUS PERFECTA.

Aliorum curandi ratio: per præparationes et purgationes.

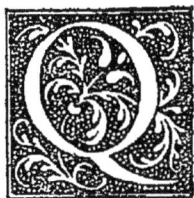

Q̲UAM paulo ante proposuimus curandi rationem, quæ argenti vivi inunctione fit, cum inefficacem et parum tutam multorum periculo experti essent majores, aliam tentare aggressi sunt. Itaque purgabant valide sæpius; deinde, quibus competebat, sanguinem mittebant; mox reliquias idoneis syrupis præparabant, quas postea purgationibus identidem repetitis exhauriebant : ita luis radicem multiplici præparatione mitigatam penitus evelli, citra ullam virium jacturam aut corporis noxam, sperantes.

Infida.

Hæc quidem curatio, si vitium recens

CHAPITRE IX

AUTRE MANIÈRE DE GUÉRIR LE MAL, MAIS
MOINS PARFAITE.

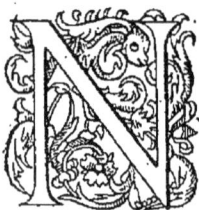

N os devanciers ayant, au détriment de bien des malades, reconnu que le traitement par les frictions de vif-argent, décrit ci-dessus, était sans effet et dangereux, tentèrent un autre moyen. Ils purgeaient donc fort et souvent; ensuite ils saignaient, s'ils en voyaient l'indication. Bientôt, par des sirops appropriés, ils attaquaient ce qui restait de malsain et s'en débarrassaient ensuite par des purgations répétées de temps à autre, espérant arracher ainsi, sans nuire aux forces ou au corps, la racine du Mal, déjà modifiée par une préparation complexe.

Autres métho-
des : par des pré-
parations et des
purgatifs.

Ce traitement réussit quelquefois si le Mal est
Elle est infidèle,

contractum sit, solusque spiritus aut humor
contaminatus, interdum liberat; at certe, si
jam obsessa est partium substantia, impe-
tum quidem et humoris furorem reprimit
sed qui postea crudelius excandescat; sensim et clanculum radice altius defixa, ita
ut vix ullis remediis inveteratum vitium
possit extirpari. Hoc igitur lenit, non causam eorum evacuat; differt perniciem, non
aufert.

Aliorum per su-
dorifera,

Intervenerunt et alii, qui ratione non
admodum dissimili, tenui extenuanteque
victu et potu ex hebeno, guajaco, vel ex
sancta Chynarum radice corpus absumunt,
humores detergunt, dissipantque in urinas
et sudores. Hinc necesse est pustulas et
ulcera cum corpore siccari et sanescere,
tophos præduros incidi atque dissolvi, ex
hisque natos dolores mitescere. At symptomata isthæc putato; morbi vero essentiam
multo diversam, quæ illis abeuntibus
etiamnum tanquam radix solidarum partium substantiæ firmius inhærescit.

Melior sed im-
perfecta.

Quocirca tametsi hæc, quam superiores
multo tutior et efficacior curatio, minime

contracté récemment et si les esprits ou les humeurs
sont seuls atteints. Mais si déjà la substance même
des parties est affectée, l'élan et la fureur de l'humeur ne sont ainsi réprimés que pour devenir ensuite
plus terribles, quand peu à peu et secrètement ce Mal
a poussé des racines si profondes, que presqu'aucun
médicament n'est plus capable de l'extirper. Ce traitement adoucit les symptômes, mais n'en fait pas disparaître la cause. C'est un palliatif, non un remède.

D'autres médecins, par une méthode analogue, *Par les sudori-*
fiques.
c'est-à-dire par un régime débilitant, des boissons
préparées avec l'ébène, le gaïac ou la sainte racine
de Chine ¹′, affaiblissent le corps, détergent les humeurs et les font passer dans les urines et dans les
sueurs. Ils voient ainsi les pustules et les ulcères
guérir et se dessécher comme le corps, les tumeurs
dures s'amollir et se résorber, et les douleurs qui en
résultaient s'adoucir. Mais songez que ce sont là
seulement des symptômes : le Mal dans son essence
même est bien différent et, ceux-ci disparus, il n'en
implante que plus solidement ses racines dans la
substance des parties solides.

Aussi, bien que supérieure aux précédentes et *Elle est meil-*
leure mais impar-
d'un effet plus assuré, cette méthode ne garantit *faite.*

tamen periculo recidivæ liberat; cum præsertim lues initium præterlapsa ipsam partium substantiam obsedit.

Itaque quibus remediis, quaque methodo usurpatis perfecta compleri possit tanti morbi curatio tradendum, ut nos quoque Christianæ Reip. pro viribus consulamus.

Bona non sine guajaco fit. At quoniam hic guajacum causæ, sine qua non commode aut cito perfici queat curatio, locum obtinet, de ejus ortu et viribus prius dicendum.

nullement contre les récidives, surtout quand le Mal, déjà loin de son début, a gagné la substance même des organes.

C'est pourquoi, afin de nous rendre utile, autant que possible, au monde chrétien, nous allons indiquer par quels remèdes et par quelle méthode dans leur emploi on peut obtenir la guérison d'une si grave maladie.

Mais, comme le gaïac est le seul moyen d'obtenir une guérison facile et prompte, il faut parler d'abord de son origine et de ses propriétés.

Il n'en est pas de bonne sans le gaïac.

CAPUT X

Guajaci inventio.

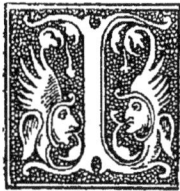

Nsula quædam superioribus annis inter novas et antiquis incognitas reperta est, ea parte Americæ sita, qua longitudine in septentrionem desinit. Huic *Spagniola* à repertore Hispano nomen inditum est. Illius insulæ accolis omnibus luem quandam, venereæ hic grassantis persimilem, aliquando familiarem esse et endemiam, quemadmodum exanthemata et ecphymata hic nobis, litteris prodiderunt. Hujus luis unicum remedium illis est ligni cujusdam decoctum. Quod cum animadvertisset nobilis quidam Hispanus, illic Gallico morbo, quem in

CHAPITRE X

DÉCOUVERTE DU GAÏAC, SON NOM, SA DESCRIPTION.

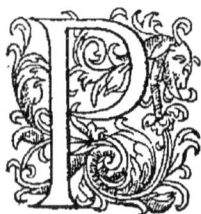

ARMI les terres nouvelles et incon-
nues des anciens qui ont été découvertes dans ces derniers temps,
il est une île située dans la partie
de l'Amérique qui est au-dessus
de l'équateur. L'Espagnol qui la découvrit, lui donna
le nom d'*Hispaniola* ʲ'. On a écrit que les habitants
de cette île sont assez sujets à une maladie très-
analogue au Mal vénérien qui règne dans nos pays;
elle y est endémique, comme le sont chez nous les
exanthèmes et la petite vérole ᵏ'. L'unique remède
qu'ils emploient contre cette maladie est la décoction
d'un certain bois. Un gentilhomme espagnol ˡ' re-
marqua ce fait, et, comme il souffrait cruellement

*Découverte du
Gaïac.*

Hispania contraxerat, diutius et immanius
distortus, eadem medicina usus feliciter
convaluit. Cujus idcirco usum postea in
Hispanias attulit, primum anxius ne non
trans máre, qualis in insula, esset ejus effectus.

Ejus descriptio.　Nomen ei ligno fecerunt *Guajacum*,
quod cum hiatu *Hujacum* pronunciant in-
sulares. Ajunt crescere, qua apud nos
fraxinus proceritate, arborem teretem; folia
habere plantaginis, nervosa, sed minora ac
rotundiora et duriora, ac nuces gignere cas-
tanearum forma. Cortex hujus cum ad nos
pervenit, colore cinericeo; haud ita densus,
sed immodice durus. Color, qui buxeo
ligno, externæ parti, nigrescens internæ
quam medullam dicunt. Pondus ei quale
nulli præterea ligno. Nulla ejus quammi-
nima pars in aqua fluitat, sed mergitur
continuo et subsidit. Duritie robur omne
superat, et idcirco quamminime hiat; neque
facile videas, quod rimas traxerit. Uritur
ac inflammatur odore suavi; ab accenso
gummi profluit subnigrum, et prædurum,
ubi refrixerit. Hujus ligni sapor suba-

et depuis longtemps, dans ce pays, du Mal français qu'il avait contracté en Espagne, il fit usage du
même médicament et guérit heureusement. Aussi
en importa-t-il l'usage dans son pays, non sans
craindre que ses effets ne fussent pas au delà des
mers les mêmes que dans l'île.

On a donné à ce bois le nom de *Gaïac*, parce que   *Sa description.*
les insulaires prononcent *houïac* avec une aspira-
tion rude. C'est, dit-on, un arbre rond et poli, de
la hauteur de notre frêne; il a les feuilles nervées
du plantain, mais plus petites, plus rondes et plus
dures; il donne des noix qui ont la forme de châ-
taignes. Son écorce, quand elle nous arrive, est
d'une couleur cendrée; elle n'est pas très dense, mais
extrêmement dure. La couleur du bois est celle
du buis dans la partie extérieure; la partie intérieure,
qu'on appelle la moelle, est noirâtre. Ce bois est
plus lourd que tout autre. Un fragment, si petit
qu'il soit, ne flotte jamais sur l'eau, mais s'en-
fonce aussitôt et reste submergé. Sa dureté est
bien supérieure à celle du chêne; aussi se fend-il
très-rarement et n'y voit-on jamais de crevasses. Il
exhale en brûlant une odeur suave, et il s'en écoule
alors une gomme noirâtre, qui devient très-dure
en refroidissant. Sa saveur est légèrement amère; il

10

marus, miti acrimoniá palatum ac fauces compungens; qui semel cognitus nunquam errare in dignoscendo sinit emptorem; ut neque odor.

Delectus. Hujus ligni quanquam una est species, varii tamen ad nos mittuntur trunci, alii crassiores ab arbore, alii minores, ubique fere albicantes, à ramis decisi. Præferendum quod recens satis, non vetus aut cariosum existit, cui cortex proxime adhæret, quod quamplurimum nigri habet, et veluti lineis quibusdam colore fusco per longum intersectum est; quod quam maxime pinguescit, et pondere valet. Ejus enim senecta levitas est, et macredo.

In quo fallitur Menardus, Fallitur itaque Menardus, ligni hujus differentias constituens; truncos enim albicantes et prorsus buxeos acriores et odoratiores, atque idcirco valentiores esse colligit; aliisque parte nigricantibus interna præferret, nisi decoctum redderent et aspectu turpius, et gustu insuaviùs.

Est enim lignum illud omnino buxeum, pæne inodorum et inefficax, redditque decoctum clarum et limpidum, nulla acri-

laisse au palais et à la gorge un sentiment d'âcreté doucereuse qui, une fois connue, ne permet pas, non plus que son odeur, de s'y tromper en l'achetant.

Quoiqu'il n'y ait qu'une seule espèce de ce bois, on nous en envoie cependant des morceaux très-différents. Les plus gros viennent de la tige même de l'arbre; les plus petits, blanchâtres presque partout, viennent des branches. On doit de préférence le choisir assez récent, et non vieux ou pourri; il faut que l'écorce soit bien adhérente, qu'il soit de couleur très-foncée et coupé en long de lignes brunes; enfin il doit être gras et lourd, car, en vieillissant, il devient maigre et léger.

Comment il faut le choisir.

Maynard m' se trompe donc lorsque, en établissant les différences de ce bois, il dit que les morceaux blanchâtres et analogues au buis sont plus âcres, plus odorants et par suite plus efficaces, et qu'il les préférerait aux autres dont le cœur est noirâtre, s'ils ne donnaient une décoction repoussante à voir et d'un goût trop désagréable.

En quoi se trompe Maynard,

En effet, ce bois tout semblable au buis, est presque inodore et sans effet; il donne une décoction claire et limpide ne prenant pas à la gorge, mais

monia fauces mordicans, sed ut cortex amarore molestum. At quod intus multum
nigri obtinet, ut odoratius et acrius, ita
decoctum facit albidius, et minime luci-
dum; plurimam enim obtinet resinam, quæ
aquæ incocta turbidam illam albidamque
reddit. Sed et rationi consentaneum est,
arbori quam ramis majorem esse vim, et
quanto truncus quisque radici est propin-
quior, tanto præstantiorem esse; ac rursum
qui ab arbore, nec senio marcescente, nec
recens orta decidunt rami, iis, qui à modo
natis aut senescentibus, multo esse præstan-
tiores et efficaciores.

Atque alii. Præcipiunt nonnulli , fugiendum esse
usum ejus, cujus trunci afferuntur magni,
et valde crassi, ubique nigri. Id enim con-
tingere senescentibus arboribus, ut succo
destitutæ paulatim nigrescant.

At vero cum omnes eos truncos expe-
riundi gratia sæpius dissecuissem, ac non
modo gummi multis locis concretum de-
prehendissem , sed etiam è ligno accenso
profluere vidissem, ejus decoctum usurpare
cœpi; quod ut maxime crassum et albidum,

ayant toute l'amertume de l'écorce. Tandis que celui
dont le cœur est noirâtre non-seulement est plus
odorant et plus âcre, mais donne une décoction laiteuse et nullement transparente; en effet il contient
beaucoup de résine, qui par décoction rend l'eau
trouble et blanchâtre. Il tombe d'ailleurs sous le
sens que le tronc doit avoir plus de vertu que ses
branches, et que la partie qui est plus voisine des
racines est d'autant meilleure; que, de plus, les
branches d'un arbre qui n'est ni trop vieux ni trop
jeune, sont préférables pour leur efficacité aux branches trop jeunes ou trop vieilles.

Quelques médecins veulent qu'on rejette les *Et d'autres.*
morceaux trop grands, trop gros et noirs dans
toutes leurs parties, car c'est, disent-ils, le propre
des arbres qui vieillissent de noircir par manque
de séve.

Mais, ayant souvent fendu, pour me rendre compte,
des billes semblables, comme non-seulement j'y
ai trouvé de la gomme concrétée en beaucoup de
points, mais que je l'ai vue couler quand je brû-
lais le bois, j'en essayai la décoction, et une longue expérience m'a fait voir que plus elle est grasse

10.

ita omnium efficacissimum longa experientia deprehendi. Quocirca hoc ego vel
natali solo, vel arboris parte, non solo
senio ab aliis differre existimo, ejusque ut
maxime succulenti usum in primis com-
mendo.

E qua regione eligendum ? Jam vero cum in multis insulis reperia-
tur, nullius tamen litteris certe proditum
est, ex qua mittatur præstantius. Video magnam copiam albicantis, quod imbecillius
diximus, perexiguam nigri ad nos vehi.
Hoc mercatores ab insula Joanni sacra,
illud cum ab insula S. Crucis, tum ab insula S. Dominici adferri asserunt.

Itaque guajacum aliud ab alio differt,
vel pro arboris parte è qua deciditur, vel
pro solo in quo ortum incrementumque
sumpsit, vel certe pro ætate.

et laiteuse, plus elle est efficace. Je pense donc que si ce bois diffère des autres, cela tient soit au sol qui l'a produit, soit aux parties de l'arbre dont il provient et non pas seulement à son âge avancé; je le mets donc au premier rang pour l'usage, comme celui qui contient le plus de sucs.

Quoiqu'on le trouve dans beaucoup d'îles, aucun livre ne nous apprend quelle est celle qui nous envoie le meilleur. Je vois qu'il nous en arrive beaucoup de blanc, qui, comme je l'ai dit, est le moins bon, et fort peu de noir. Les marchands disent que celui-ci vient de l'île Saint-Jean, et l'autre tant de l'île Sainte-Croix que de la Dominique [n'].

Quel pays produit le meilleur?

En résumé, un gaïac diffère de l'autre, suivant qu'il vient de telle ou telle partie de l'arbre, suivant le sol où il a poussé et suivant l'âge de la plante.

CAPUT XI

GUAJACI VIRES.

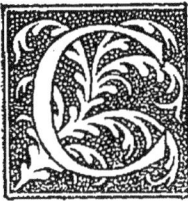

Guajacum calidum est et siccum, UM medicamentum unumquodque calidum aut frigidum, humidum aut siccum ad corpus humanum dicatur, quod ipsum per se ac semper calefaciat, refrigeret, humectet, siccet, guajacum temperamento calidum et siccum existimandum est. Si quis enim ramentum aut pulverem diutius mandat, caliditatem quandam percipiet, acrimoniæ participem. Quin et externa ulcera si ejus decocto, aut bullientis spuma illinantur, diu postea calor, et acrimonia quædam sentietur. Huic opinioni subscribunt odor et sapor. Nam ut auctor est Galen. II. Simpl.

CHAPITRE XI

DES PROPRIÉTÉS DU GAÏAC.

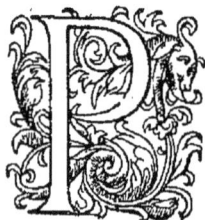

UISQU'ON dit d'un médicament
qu'il est chaud ou froid, humide
ou sec pour le corps humain,
parce que, par lui-même et cons-
tamment, il le réchauffe, le re-
froidit, l'humidifie ou le dessèche, le gaïac doit être
reconnu d'un tempérament chaud et sec. En effet,
si l'on mâche pendant quelque temps un copeau
ou de la poudre de gaïac, on perçoit une certaine
chaleur mêlée d'âcreté. Bien plus, si l'on humecte
des ulcères externes avec sa décoction ou l'écume
qui en vient, on sent ensuite pendant longtemps
de la chaleur et certains picotements; cela s'accorde
avec son odeur et sa saveur. En effet, Galien dit,
livre II, chapitre V, Des Simples : que tous ceux qui

*Le gaïac est
chaud et sec,*

cap. v. odorata omnia calida esse certum est; fit enim, ut scripsit Aristoteles, à vaporatione odor seu exhalatione quapiam, quorum utrumque caliditatem arguit.

Secundo gradu. Hæc autem cum temperata sint et mitia, temperatam et mitem caliditatem declarant, quæ secundi ordinis initium non transcendat. Est enim secundo ordine calidum, frigidum, humidum, siccum medicamentum, quod manifeste suam qualitatem imprimit; primo vero, quod obscure. Non tamen, ut quibusdam placet, siccitas in eo obscura est, ut in primo ordine subsistat; quin potius secundi finem assequi, ex manifestis morborum humidorum curationibus opinor.

Humiditatis tamen particeps. Quanquam vero guajacum calidum deprehenditur et siccum, est tamen humiditatis cujusdam particeps, maxime parte interiore nigra, præpingui et resinacea, quæ viscerum et partium solidarum humidum primogenium conservat et alit, ventremque lubricum facit, præterquam dum sudores promoventur. Quod si cuiquam mirum videatur, veteres consulat artis proceres, qui

sont odorants sont chauds, car, suivant Aristote,
l'odeur provient de l'évaporation ou d'une certaine
exhalaison, qui toutes deux sont preuves de chaleur.

Quand les médicaments sont tempérés et doux, ils *Au second degré.*
déterminent une chaleur tempérée et douce qui ne
dépasse pas le commencement du second degré. En
effet, un médicament est chaud, froid, humide ou
sec au second degré, quand il manifeste clairement
sa qualité; au premier, s'il agit moins franchement.
Or la sécheresse du gaïac n'est pas assez peu marquée,
ainsi que l'ont dit quelques auteurs, pour qu'on doive
le classer parmi les médicaments du premier degré,
au contraire, son succès manifeste dans les maladies
humides me fait bien plutôt penser qu'il agit préci-
sément comme ceux du second.

Quoique le gaïac se montre chaud et sec, il pos- *Cependant il*
sède néanmoins une certaine humidité, surtout dans *participe de l'hu-*
midité.
la partie intérieure, qui est noire, très grasse et ré-
sineuse; celle-ci conserve et alimente l'humidité
naturelle des viscères et des parties solides. Elle
entretient la liberté du ventre, sauf quand elle provoque les sueurs. Si quelqu'un s'en étonne, qu'il
consulte les anciens maîtres de l'art. Ceux-ci ont en
effet reconnu par expérience qu'un médicament un

medicamentum unum et simplex pluribus interdum, iisque plane contrariis pollere facultatibus experti sunt, ut excalefaciendi, refrigerandi, aut exsiccandi et humectandi, aut tenuium partium et crassarum, etc. Et nisi primæ illæ et efficacissimæ qualitates ita in uno medicamento confunderentur, haud sane quæ ex illis oriuntur, secundæ similiter complicatæ forent.

Tennium partium. Jam vero materia guajaco ejusque cortici inest valde tenuium partium, cujus vi ac sua temperie præstantissima edit opera.

E quibus reliquæ ejus operationes proveniunt. Hinc enim crassa incidit et attenuat, lenta deterget, obstructa aperit et liberat, sudores provocat, urinas ciet, sputa adjuvat, stomachum præhumidum, nauseabundum et resolutum sua siccitate astrictionis participe exsiccat et corroborat, ut et alia omnia viscera; oris malum odorem tollit; diuturnas et inveteratas jecoris et lienis obstructiones, icterum, hydropem, aliaque vitia ex iis nata curat; omnium corporis partium superfluos humores frigidos dissipat atque absumit; capitis destillationes omnes exhau-

et simple peut être doué de plusieurs facultés les plus contraires, comme de réchauffer et de refroidir, de dessécher et d'humecter, d'avoir des parties déliées, d'autres épaisses, etc. Si ces qualités premières et d'une grande efficacité n'étaient pas ainsi confondues dans un seul médicament, les secondes qui en découlent, ne jouiraient pas d'une égale diversité.

Or, le gaïac et son écorce contiennent une matière formée de parties extrêmement déliées, dont la force, jointe à sa température, produit des effets merveilleux. *Il a des parties déliées.*

C'est, en effet, par là qu'il incise et rend plus déliées les matières épaisses, qu'il déterge les viscosités, ouvre et rend libres les parties obstruées, provoque les sueurs, les urines, facilite l'expectoration par sa sécheresse tenant de l'astringence, dessèche et fortifie l'estomac humide, dégoûté, délabré, et fait de même pour tous les autres viscères. Il enlève à la bouche sa mauvaise odeur, guérit les obstructions chroniques du foie et de la rate, ainsi que l'ictère, l'hydropisie et les autres maladies qui en procèdent. Il dissipe et évapore les humeurs superflues et froides de toutes les parties du corps. Il tarit *D'où proviennent les autres effets?*

rit, ex iisque natos dolores tollit; anginam notham, podagram, chiragram, ischiada, omnemque arthritim mire juvat; asthmaticos, paralyticos, stupidos et quovis modo resolutos curat. Nervorum affectionibus omnibus subvenit, tumores omnes frigidos et duros ad suppurationem perducit, ulcera cacoëthea et chironia sistit, exsiccat et cicatrice obducit. Luis pustulas, tubercula, ulceraque omnia, atque omnes ex iis natos dolores, aliaque symptomata nulla corporis noxa nullaque virium jactura paulatim cohibet et tollit. Ut non abs re lignum hoc guajacum ob admirabiles in hoc morbo percurando proprietates Sanctum à multis dictum sit.

Quæ insigniores in cortice. Ut autem cortex ligno aliquanto acrior et amarior gustu deprehenditur, ita majorem vim siccandi ac sudores promovendi obtinet; præstantiorque et efficacior in siccando et tenuando haberetur, nisi jecori calida et sicca intemperie laboranti et febricitanti multum esset noxius.

les catarrhes de la tête et fait cesser les douleurs qu'ils causent. Il est d'un merveilleux secours dans l'angine bâtarde, la goutte des pieds et des mains, la sciatique et tout ce qui est rhumatisme. Il guérit l'asthme, la paralysie, la stupeur et la faiblesse de tout genre. Il soulage toutes les affections nerveuses, amène à suppuration toutes les tumeurs froides ou dures, sèche les ulcères cacoëthes et chironiens, et les cicatrise. Il réprime et fait disparaître peu à peu les pustules, les tubercules, les ulcères de toute espèce du Mal vénérien, les douleurs qui en proviennent ainsi que tous les autres symptômes, sans nuire aucunement au corps et sans diminuer les forces. On comprend que des propriétés si merveilleuses dans la cure de ce Mal aient fait donner par beaucoup d'auteurs au bois de gaïac le nom de *Saint Bois*.

L'écorce est plus âcre et plus amère au goût que le bois ; aussi dessèche-t-elle et provoque-t-elle les sueurs avec une plus grande force. Elle lui serait même considérée comme bien supérieure, en tant que desséchant et atténuant, si elle n'était fort nuisible au foie affecté par la fièvre et par une intempérie chaude et sèche. *Ce qu'il y a de plus remarquable dans son écorce.*

CAPUT XII

GUAJACI PRÆPARATIO.

Guajacum quo-
modo comminuen-
tum?

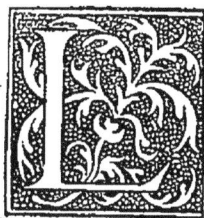

IGNUM oportet lima in scobem plane ac pulverem redigere, quo penetratu sit facilior, et melius ejus excoquatur vis. Nonnulli ad tornum in frusta quantumvis pusilla comminuunt, quod ut inefficacius est, ita limpidius reddit decoctum.

Qua proportione? Hunc pulverem pondere selibræ in aquæ fontanæ aut fluvialis libris vi. diem unum macerare oportet; deinde percoquere lento igne, leni vapore, in fictili olla nova, plumbo intus illita et diligenter prius elota, ad prunam, dum ad libras duas sese imminuat, magna cura et attenta custodia, ne nimio

CHAPITRE XII

DE LA PRÉPARATION DU GAÏAC.

L faut avec une lime réduire le *Comment doit* bois en râpure et en poudre, pour *de gaïac.* qu'il soit plus facile à pénétrer et que sa vertu se développe mieux par la décoction. Quelques-uns le découpent sur le tour en copeaux très-petits, ce qui rend la décoction plus limpide, mais moins efficace.

Il faut laisser macérer pendant un jour une demi- *Dans quelle pro-* livre de cette poudre dans six livres d'eau de fon- *portion faut-il* taine ou de rivière, ensuite faire cuire le tout sur un feu doux de charbon et sans fumée, dans un pot de terre neuf, vernissé de plomb à l'intérieur et préalablement lavé avec soin, jusqu'à ce que le mélange soit réduit à deux livres, et le surveiller attentivement, pour qu'un trop grand feu ne le fasse pas

calore ebulliat, neve exæstuet, aut effer-

Quo modo co-
quendum ?

veat. Nam si quid exundaverit, multum de vi et efficacia perit, minusque efficax reliquum existit, ob idque ad flammam coqui non debet et prunam quoque modicam petit, atque ollam quæ non repleatur, sed cujus quarta pars ad minimum vacet, quæque perpetuo sit cooperculata ne quid virium exspiret. Sunt qui ad dimidias tantum percoquunt partes. Sed ego illud certe decoctum magis probo, quod ad ignem diutius fuit, et quod à multo ligno paucum pervenit. Ita ut suadeam ad morbos inveteratos ad quartam etiam partem decoquere, modo nulla obsit calidior hepatis intemperies.

Colandum ?   Sic decoctum perfrigerari sinendum, dum scobs desideat; dein percolare et in vitreum vas defundere oportet, in quo diligenter obstructo conservetur ad usum. Hoc primum decoctum alii guajaci cremorem appellant; alii serapium. Color huic decocto est qui aquæ ex limo minimum turbatæ. Sapor gustanti subacidus, initio quidem ingratus, sed paulatim assuescenti jucundus.

bouillir ou s'enlever. Car, s'il s'en répand quelque
chose, il perd beaucoup de sa force et de son efficacité, et ce qui reste est bien moins actif.

Aussi ne faut-il pas le cuire à un feu flambant, *Comment faut-il*
le faire cuire?
mais à un feu de charbon modéré : le pot ne doit
être rempli qu'aux trois quarts tout au plus, et toujours couvert, pour qu'il ne s'exhale rien des principes actifs. Certains ne font réduire qu'à moitié
seulement ; mais, pour moi, la meilleure décoction
est celle qui est restée le plus longtemps sur le feu
et qui, sous un petit volume, représente beaucoup de
bois, de sorte que je conseille pour les maladies
invétérées de réduire la décoction jusqu'au quart,
pourvu qu'une intempérie trop chaude du foie ne
s'y oppose pas.

La décoction ainsi faite, on la laisse refroidir jus- *Le passer.*
qu'à ce que le marc soit déposé ; ensuite on la
passe et on la verse dans un vase de verre qu'on
bouche avec soin et dans lequel on la conserve pour
l'usage. Cette première décoction est appelée par
les uns crème, par les autres sirop de gaïac. Sa
couleur est celle de l'eau quelque peu limoneuse ; sa
saveur acidule déplaît au premier abord, mais devient agréable par l'accoutumance.

Quo modo pa-randum decoc-tum ?

Nonnulli ex relicta denuo scobe cum libris vi. aut viii. aquæ quandam quasi loram percoquunt ad libras iiii. aut vi. Hoc tenue percolatum ad cibum potui dant, cum prius medicinæ loco sorbeatur. Ego vero pulverem novum guajaci pondere selibræ in libris decem aquæ tepidæ horis xv. maceratum ad prunas decoquo, dum ad libras vii. redigantur. Hoc non modo alit et humectat, sed etiam medicatæ cujusdam est virtutis particeps, ut idcirco in pastu et extra pastum quantumlibet tuto concedi possit.

Guajaco alia admiscenda sunt,

Acerba hoc loco inter medicos de guajaci natura et viribus exorta quæstio est : aliis quidem ejus solius usu luem veneream penitus extingui, nec aliorum medicamentorum mistionem ipsum sustinere, quin de vi et efficacia deperdat; aliis contra ejus imbecillas vires aliorum validorum mistione intendi augerique et quod ejus naturæ deest, id aliorum admistione suppleri contendentibus, si perfecta luis, ejus usu, expectatur curatio.

Ad eradican-dam luem,

Ego vero opinionem indefinite prolatam

Quelques-uns font une sorte de boisson avec le marc cuit dans six ou huit livres d'eau qu'ils réduisent à quatre ou six. On passe cette faible décoction, et on la donne à boire aux repas, tandis que la première se prend comme une médecine. Pour moi, je prends une demi-livre de poudre nouvelle de gaïac, je la fais macérer pendant quinze heures dans dix livres d'eau tiède, et je fais cuire sur un feu de charbon jusqu'à réduction à sept livres. Cette décoction non-seulement nourrit et humecte, mais contient aussi quelques vertus curatives, de sorte qu'on peut en prendre sans inconvénient autant qu'on veut pendant les repas ou dans leur intervalle. *Comment il faut préparer la décoction.*

Ici s'est élevée une discussion très-vive entre les médecins sur la nature et les vertus du gaïac. Pour les uns, son usage exclusif guérit complétement le Mal vénérien, et on ne peut le mélanger avec d'autres médicaments sans lui faire perdre beaucoup de sa force et de son efficacité; les autres, au contraire, disent que si, par son usage, on veut arriver à la guérison complète du Mal, il faut corriger sa faiblesse par le mélange de médicaments plus énergiques, et surtout de ceux dont les propriétés manquent à sa nature. *Il faut ajouter d'autres remèdes au gaïac,*

Je m'inscris en faux contre cette opinion exagé- *Pour déraciner le Mal,*

falsi insimulo. Neque enim ita per se efficax exsistit guajaci decoctum, ut nullius alterius præsidii ope luem percuret veneream : neque ita imbecillum, ut non nisi aliorum mistione vires habeat. Cum ergo ejus quidem solius usu absumptis humoribus luis symptomata cohibeantur, vis tamen et qualitas partibus jam insidens eodem penitus decocto exstingui delerive nequit, nisi cum eo aliquod incoquatur alexipharmacon, aut ejus præmittatur misceaturve decocto. Itaque si solius luis suscipitur curatio, solius guajaci decoctum ad sudores promovendos, cohibendaque ejus omnia symptomata, satis esse profiteor; cui tamen ad exstinguendam latentis veneni perniciem, impediendamque recidivam, nostrum alexipharmacum, qua ratione mox dicemus, adjungetur.

Ad gustum. Nisi forte pauca quædam incoquere placet, quæ ipsum jucundius reddant, cujusmodi sunt uvæ passæ in primis, et glycyrrhiza.

Ejus vires alias infringit medicamentorum farrago. Quod si quis cum eo ingentem tot simplicium medicamentorum sarcinam decoquere jubeat, ejus sæpe vim et efficaciam

rée. Car si la décoction de gaïac n'est pas par elle-même assez efficace pour guérir complétement le Mal vénérien sans aucune autre aide , elle n'est pas non plus si dénuée de force qu'elle les doive toutes au mélange d'autres remèdes. Ainsi, quoique son seul usage réprime les symptômes du Mal en tarissant les humeurs, les propriétés virulentes de la maladie déjà incorporées aux organes ne peuvent être anéanties cependant par cette décoction, si l'on ne fait cuire avec elle un antidote, qu'on peut également prendre avant ou avec elle. Si donc on n'entreprend que la cure du Mal seul, je déclare que la décoction du gaïac seul est suffisante à provoquer les sueurs et à réprimer tous les symptômes ; mais, pour anéantir l'influence latente et pernicieuse du poison, pour empêcher la récidive, il faut y ajouter mon antidote ; je dirai bientôt comment.

Quelquefois, pour le rendre plus agréable, on fait cuire avec le gaïac quelque autre chose, comme de préférence des raisins secs et de la réglisse. *Pour le goût.*

Quant à lui adjoindre pendant la cuisson quantité d'autres médicaments, c'est souvent le moyen d'émousser à tel point sa force que l'effet désiré *On l'affaiblit en y mêlant beaucoup de médicaments.*

ita obtundet, ut optatus minime succedat effectus. Non enim bene illi cum omnibus convenit, sed habent nonnulla certam inter se repugnantiam medicamenta, quam nisi medicus longo usu et experientiá agnoverit, unius interdum permistione, multorum sæpe egregias vires obtundet et effectus cohibebit.

Plura tamen adjungi ei possunt, si aliud jungatur symptoma, At vero si lues in corpus inciderit, vel asthmate, vel arthritide, vel jecoris aut lienis inveterata obstructione, vel scirrho, vel certe insigni aliqua intemperie pressum, cujus eadem opera tentanda sit curatio, guajaco ea incoquenda erunt medicamenta, quæ particulæ laboranti ejusque affectui sint accommodata.

Ut asthma, Exempli causa, si annuo asthmate lues conjungatur venerea, multis iisque diris symptomatis stipata, est uterque quidem affectus diuturnus et curatu difficilis, sed lues venerea tamen multis doloribus acerbior. Ejus itaque curatio, quam primum fieri poterit, suscipienda est, sed iis admistis guajaci decocto medicamentis quæ asthmatis fontem et scaturiginem exsiccent,

ne se produira point du tout. Car il ne s'accorde pas bien avec tous, et beaucoup de médicaments ont les uns à l'égard des autres un certain antagonisme. Si une longue pratique et l'expérience n'ont pas appris au médecin à connaître cet effet, en mêlant un seul médicament à beaucoup d'autres, il paralysera souvent leurs vertus merveilleuses et arrêtera leurs effets.

Cependant si le Mal survient chez un sujet atteint d'asthme, de rhumatisme, d'un engorgement chronique du foie ou de la rate, d'un squirrhe ou de telle autre intempérie grave qu'on cherche à guérir en même temps, il faudra faire cuire avec le gaïac les remèdes qui sont appropriés à l'organe malade et à l'affection qui en est la suite. *On peut cependant lui en adjoindre plusieurs s'il y a complication de symptômes.*

Supposons par exemple que le Mal vénérien, escorté de ses nombreux et cruels symptômes, vienne compliquer un asthme annuel. Ces deux affections sont longues et d'une cure difficile; cependant la première l'emporte de beaucoup par ses douleurs multiples; aussi faudra-t-il entreprendre sa guérison le plus tôt possible, mais en mêlant à la décoction de gaïac les remèdes qui tarissent la source de l'asthme et fortifient le cerveau : telles sont les fleurs de romarin, de sauge, de bétoine, de stœchas et celles qui *Dans l'asthme*

ac cerebrum corroborent. Cujusmodi sunt
flores rorismarini, salviæ, betonicæ, stœchados, et quæ pulmones multa pituita crassa
ac lenta infarctos et obstructos expediant.
Hujus ordinis in primis commendantur
enulæ campanæ radix sicca, glycyrrhiza,
polypodium, hyssopus, satureia, scabiosa,
ungula caballina , mel; nonnunquam et
liquor Cyrenaicus, styrax calamita, modo
jecoris intemperies non reclamet. Hujus
decocti usu lues pariter atque asthma ita
juvari aliquando mihi visa sunt, ut eodem
pæne temporis spacio, utriusque sequeretur
sanatio. Sed sunt interim topica alia multa
lui minime adversa remedia ad asthma
adferenda. Ejusmodi sunt tum syrupi tum
linctus omnes, qui crassa attenuant et incidunt, ac sputa promovent. Item quæ extrinsecus capiti admota ipsum exsiccant et cor-
roborant; cujusmodi sunt calida omnia,
præsertim vero hæc quæ modo nominavi-
mus; item suffitus. Hic mane et vesperi, in
sudoris exitu per nares et os excipiendus.

Aliudve.   Et ut paucis perstringam, erunt ea semper guajaci decocto incoquenda, quæ tum

débarrassent les poumons obstrués par des bouchons
de pituite épaisse et visqueuse. Dans cet ordre figurent en première ligne la racine sèche d'aulnée, la
réglisse, le polypode, l'hysope, la sariette, la scabieuse, le tussilage, le miel ; quelquefois la gomme
arabique, le styrax calamite, pourvu que l'intempérie
du foie n'en souffre pas. J'ai vu quelquefois l'usage
de cette décoction agir si bien sur le Mal vénérien et
l'asthme, que les deux maladies étaient guéries presque en même temps. On peut encore employer contre
l'asthme beaucoup d'autres remèdes topiques qui
ne sont nullement contraires au Mal vénérien. Ce
sont les sirops et les loochs, qui incisent, éclaircis-
sent les matières épaisses, et provoquent l'expectoration. Il en est de même des remèdes que l'on
applique sur la tête pour la dessécher et la fortifier.
Ce sont tous les remèdes chauds, surtout ceux que
nous avons nommés plus haut et, de plus, les fumigations, que l'on doit recevoir matin et soir par le
nez et par la bouche au moment où la transpiration
a lieu.

Bref, il faudra toujours mêler à la décoction de
gaïac les remèdes que l'on pensera devoir agir contre
*Ou autres ma-
ladies.*

adversus affectum lui implicitum vires habere putantur, tum partes primario obsessas
corroborent. Est enim guajaci decoctum
optimum aliorum omnium, quæ vel illi
permiscentur vel præmittuntur, vehiculum,
ad solidas partes quasque etiam illa dedu-
cens.

l'affection compliquant le Mal vénérien, et fortifier les parties attaquées les premières. Car la décoction de gaïac est le meilleur de tous les véhicules pour les médicaments qui lui sont mêlés ou qui le précèdent. Il les porte jusque dans les parties solides.

CAPUT XIII

CURATIO PER GUAJACUM, ET IPSIUS LUIS VENEREÆ
ALEXIPHARMACUM.

Curatio quo loco instituenda?

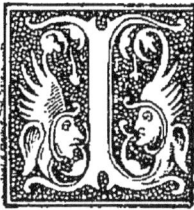

IN conclavi, hyeme præsertim, curatio tentanda, aëri minime, nedum ventis obnoxio, ubi ignis continuo sit; aut ut in Germania, intra æstuarium tepidum, cujus ostio velum aut tapetes obtendantur intus, et foris; ne qui egredietur, aut intrabit, aerem frigidiorem intromittat. Melius est enim corporis spiracula laxa habere et patefacta, quo virus undique expiret. Æstate est hæc cautio noxia, nedum supervacua.

Quid primo biduo præmittendum.

Primo statim die alvus ducetur medicina purgatoria, quæ ad eximendam noxii hu-

CHAPITRE XIII

DE LA CURE PAR LE GAÏAC ET DE L'ANTIDOTE
DU MAL VÉNÉRIEN.

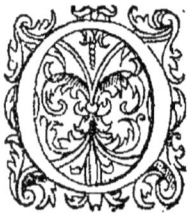

N doit entreprendre le traite- *En quel lieu il faut instituer le* ment, dans une chambre bien *traitement.* close, surtout en hiver, à l'abri de l'air extérieur et du vent, et dans laquelle on entretiendra continuellement du feu, ou, comme en Allemagne, dans une étuve tiède, dont l'entrée sera fermée en dedans et en dehors avec des portières ou des tapisseries, de peur qu'en entrant ou en sortant on n'y introduise de l'air froid. Le mieux en effet est d'avoir les pores de la peau lâches et ouverts, afin que le poison s'exhale de toutes parts. En été, cette précaution est nuisible ou tout au moins superflue.

Dès le premier jour, on relâchera le ventre avec *Ce qu'il faut* un purgatif, pour débarrasser le corps d'une partie *faire dans les deux premiers jours.*

moris in corpore exsuperantis portionem dicata sit, ne is postea remediis concitatus curationem cœptam interturbet. Concinnetur autem fere ejusmodi, ut ad coërcendam grassantem veneni perniciem apta sit. Postridie purgationis aperienda est vena mediana aut basilica, maxime si plenum et succulentum sit corpus, aut aliqua venarum plenitudine pressum.

Quomodo biben-dum decoctum? Hinc opus auspicari sic licet in hunc modum. Prius illud et valentius decoctum bis die propinetur tepidum ad cyathum unum ; mane quidem ad quintam, vesperi ad quartam aut quintam. Porro cyathum voco ℥ vj. quanquam dimidium libræ commode datur.

Quomodo ex eo sudandum? Hausto guajaci decocto interquiescendum horis aliquot, et tamdiu stragulis munitum et contectum esse oportet, dum caloris ope digesto in artus medicamento noxium exsudet æger. Cumque alii hausto potu statim sudoribus diffluant, alii non nisi post duas tresve horas, nemo possit certum sudoris excipiendi tempus præfinire. Constat tamen, quibus ab hausta potione sudores

de l'humeur nuisible qui y est en excès, de peur
que plus tard, mise en mouvement par les remèdes,
elle ne trouble la cure une fois entreprise. Mais il
faut composer cette médecine de façon qu'elle puisse
arrêter dans sa marche la malignité du poison. Le
lendemain du purgatif, on ouvrira la veine médiane
ou la basilique, surtout si le corps est replet et bien
nourri, ou s'il y a quelque plénitude des vaisseaux.

Cela fait, on peut commencer la cure de la ma- *Comment on doit*
nière suivante. On fera boire tiède au malade la pre- *boire la décoction.*
mière et plus forte décoction et à la dose d'un verre
deux fois le jour, c'est-à-dire le matin à cinq heures
et le soir à quatre ou cinq. J'entends par un verre
six onces, bien qu'on puisse aller jusqu'à la demi-
livre.

Quand il aura pris la décoction de gaïac, le ma- *Comment on doit*
lade se reposera quelques heures; il devra, pendant *faire suer.*
ce temps, être bien enveloppé de couvertures, afin
que la chaleur aidant à la pénétration du médicament dans les membres, la matière nuisible soit
exhalée en sueurs. Or, comme la sueur coule chez
les uns sitôt qu'ils ont pris le breuvage, chez d'autres
deux ou même trois heures après seulement, il est
impossible de préciser le temps où la sudation sera

mox erumpunt, citius detergendos esse, et calidis linteis extergendos, ne vires labescant; qui contra vero, tardius. Sudandum ergo erit quamdiu vires ferre poterunt, et cum deficere sentientur, etiamsi vix parum quid eruperit, subsistendum, ac resiccato corpore et venis concidentibus, è lecto surgere et ad cibum se præparare par est.

Quis cibus in cura offerendus? Bis enim die cibus est exhibendus, mane quidem post quartam à sumpto poculo horam, ad nonam vel juxta horam, vesperi ad septimam; sitque is quidem satis tenuis et exiguus, sed boni succi, nam inanem in primis ventrem quærit hoc medicamentum; itaque qui celerrime sanescere cupiunt, cibum sumunt, non qui vires augeat, sed deficere qui non sinat. Neque periculum metui debet; siquidem vis tanta inest guajaco reficiendi, alendique, ut nullus hactenus defecerit, quantumcunque parum ederet, qui ejus cremore fideliter præparato uteretur. Sit autem cibus assus potius quam elixus; pulli scilicet columbini, aut gallinacei adhuc molliusculi magnitudinem non

terminée. Ce qu'on peut dire, c'est que ceux chez lesquels la transpiration s'établit très-peu de temps après la potion prise, doivent être essuyés de bonne heure et frottés avec des linges chauds, de peur de défaillance, et les autres plus tard. On laissera donc suer le malade tant que ses forces le permettront, et quand il les sentira fléchir, lors même qu'il aurait peu sué, on s'arrêtera. Le corps bien séché, le sang calmé, il sortira du lit et se préparera à manger.

Le malade fera deux repas par jour : le matin, quatre heures après avoir pris la potion, vers neuf heures donc, et le soir à sept heures. La nourriture sera légère et peu abondante mais nourrissante, car ce médicament entre tous exige surtout un ventre vide, et ceux qui veulent guérir promptement mangent, non pour augmenter leurs forces, mais pour les empêcher de s'épuiser, ce qui du reste n'est pas à craindre, car le gaïac jouit d'une propriété réconfortante et nutritive si grande, que jusqu'à présent, parmi ceux qui ont usé de sa crème fidèlement préparée, aucun n'a éprouvé de défaillance, quelque peu qu'il mangeât. La viande doit être rôtie plutôt que bouillie. Choisissez par exemple des pigeonneaux ou des petits poulets bien tendres. Je sais que d'autres médecins proscrivent toutes les viandes, ne permettant

Quelle nourriture doit être prise pendant la cure ?

excedentes. Non ignoro alios esse, qui carnes omnes ablegant; solum biscoctum panem ad ℥ ij. cum uvis passis Corinthiensibus aut Damascenis concedentes; quod ut inveterato morbo et altius fixo interdum concedi potest; ita in recenti minime necessarium est. Sed hi solis resiccantibus luem veneream curare contendunt; nos alexipharmaco malignitatem exstinguimus, et cohibemus. Panis vero quatuor ℥ delicatioribus, validioribus sex, non amplius in diem scilicet concedantur; bellariorum loco sint passulæ et modicum panis nautici biscocti aut ad ignem exsiccati, aut etiam intermedia panis crustula.

Quis potus? Potus erit supradictum aquosius alterum guajaci decoctum. Vinum ne delibare quidem oportet toto curationis decursu; tale enim huic ligno est vinum, quale cicutæ; cum qua si hauseris, nullo remedio restitui possis.

Quo tempore? Nonnulli cœnæ tempus circumcidendum volunt, et ad meridiem tantum reficiendum. Ego vix bis die sudoribus tuto corpus exerceri diu posse existimo, nisi cibus aliquis

par jour que deux onces de biscuits avec des raisins
secs de Corinthe ou de Damas. Quand le Mal est
ancien et fortement enraciné, ce régime peut être
suivi quelquefois; il n'est pas nécessaire dans une
maladie récente. Mais ces médecins s'efforcent de
guérir le Mal par les seuls desséchants, tandis que
nous détruisons sa malignité par un antidote. On
permettra aux gens faibles quatre onces de pain
par jour, aux plus robustes six onces, sans jamais
dépasser cette quantité. Pour dessert, des raisins
secs avec un peu de biscuit de mer, ou de pain
grillé, ou de la croûte de pain chapelée.

Comme boisson, on donnera la seconde décoction *Quelle boisson?*
de gaïac, décrite plus haut, et qui est plus étendue
d'eau. Mais il ne faut pas même goûter de vin pendant la durée du traitement. Car le vin a le même
effet sur ce bois que sur la ciguë, contre laquelle il
n'y a pas de remède quand elle est mêlée au vin.

Quelques-uns veulent réduire le nombre des *A quelle heure?*
repas et n'en laissent prendre qu'un seul, à midi.
Pour moi, je ne crois pas que le corps puisse supporter longtemps sans danger deux sudations par

12

interveniat, qui vires dissolutas recreet et reficiat. Alii non ante cœnam sed tribus horis ab ea hausto decocto sudores provocant, crudum aut semicoctum cibum in totius corporis partes male disjicientes.

Qui affectus cavendi? Porro inter utrumque pastum legendis jucundis rebus, aut familiarium gratis colloquiis, aut lepidis confabulationibus, aut cantorum vel cithaœdorum modulationibus, aut alio denique aliquo consueto lusu oblectamenta quærenda. Omnia vero negotia, omnes circumcidendæ graviores cogitationes, et ab omni cura conquiescendum. Cavendum et ab iracundia, quæ biliosas in primis materias accendit. Sed et Venerem tanquam pestem fugere oportet.

Si sudor non prodeat, quomodo ciendus? Jam vero si haustu guajaci sudores non facile proliciantur, utres aqua calente pleni, vel lapides candentes, vel titiones in vino exstincti, pedum plantis et genibus admovendi ; ita enim repente calore fusus liquatusque frigidus et crassus humor in extima corporis digestus facilius in sudores abibit. Sed et hausto validiore guajaci decocto

jour, si on ne les entremêle de repas destinés à réparer les forces épuisées. D'autres provoquent la sueur par la décoction, non pas avant le repas, mais trois heures après, et chassent ainsi d'une manière fâcheuse, dans toutes les parties du corps, les aliments crus ou à demi digérés.

Entre les repas, on doit rechercher les lectures gaies, les entretiens aimables de ses amis, les douces conversations, l'harmonie des voix ou des instruments, et les distractions habituelles qui font agréablement passer le temps. Il faut au contraire écarter toute affaire, toute préoccupation grave et tout souci; se garder aussi de la colère, qui excite la bile au premier chef, et fuir comme peste les plaisirs de Vénus.

Quel mal a-t-on à redouter ?

Si les sueurs ne sont pas facilement déterminées par la potion de gaïac, on mettra à la plante des pieds et aux genoux des bouteilles pleines d'eau chaude, ou des briques chauffées, ou des tisons éteints dans du vin. Sous l'influence de la chaleur, l'humeur épaisse et froide, brusquement fondue et liquéfiée, sera poussée aux extrémités du corps et s'en ira plus facilement en sueurs. De même, quand

Si la sueur ne s'établit pas, comment l'excitera-t-on ?

sacculi sequentes calidissime admoveantur
capitis externæ parti, totumque caput linteis
calidis diligenter superintegendum est, ne
aërem frigidiorem sentiat; idque præsertim
cum dolore caput obsidetur. Non enim in
parte frigida collectus vitiosus humor decocti beneficio in sudores facile resolvetur,
nisi externorum præsidiorum ope inca-
lescat.

Quid à sudore faciendum? Sudore quantum vires ferre possunt ef-
fuso, linteis calidis extergendum exsiccan-
dumque corpus est, et lenibus frictionibus
quod in partibus extimis hæsit dissipan-
dum. Sed et inprimis calidis linteis aut
pannis exercendum caput est, aut etiam
calentibus sacculis perfricandum.

Interea alvus lu-brica servanda. Servetur alvus toto curationis tempore
quam tenerrima. Itaque si sponte sua non
fluet, vel senna carnium jusculo, vel decocto matutino validiori incoquenda, vel
certe cassiæ fistularis semiuncia alternis
diebus pastus initio voranda. Hæc enim
præterquam quod ventrem inanem reddunt, quæ in ventriculo et hepatis cavis, et

le malade aura bu la décoction forte de gaïac, on appliquera à la surface de la tête des sachets moelleux et très-chauds, et on entourera soigneusement toute la tête de linges chauds pour la soustraire au contact de l'air froid, surtout quand il y aura des douleurs de tête. En effet, l'humeur maligne amassée dans une partie froide ne se résoudra pas aisément en sueur, par le bénéfice de la décoction, si cette partie n'est précédemment chauffée par le moyen des agents extérieurs.

Ce qu'il faut faire après la sudation.

Quand le malade a sué autant que ses forces le permettent, il faut essuyer et sécher son corps avec des linges chauds, enlever par de douces frictions la sueur qui a pu rester aux extrémités, mais surtout frotter la tête ou même la frictionner avec des compresses, des linges, ou des sachets bien chauds.

Pendant ce temps, conserver le ventre libre.

Pendant toute la durée du traitement, il faut tenir le ventre bien libre. Et, s'il ne fonctionne pas de lui-même, on fait prendre au malade soit du séné dans du bouillon ou dans la décoction forte, qu'on lui donne le matin, soit, de deux jours l'un, une demi-once de casse en bâtons au commencement du repas. Car, outre que ces remèdes rendent le ventre libre, ils nettoient et purgent l'estomac ainsi

12.

in liene jamdiu fortasse delitescebant detergunt et expurgant.

Et quia primis sex diebus increscunt symptomata, Sed nihilominus in sextum aut juxta curationis diem sæpe fit, ut incidentis et attenuantis decocti usu vitiosi humores concitati non modo consuetos artuum aut capitis dolores crudeliores reddant, sed alia quoque varia, in qua inhærent, pro partis conditione symptomata proferant, ut in os quidem ventriculi incidentes, nauseam, inappetentiam; interdum propter malignitatem syncopas cardiacas; in pulmones vero, tusses, initio inanes et siccas sed tandem incrassato humore humidas. In thoracis partes externas si liquefactus humor est, aut à capitis externis partibus influat, novos dolores omnium atrocissimos ac spirandi difficultatem, sine febre pleuritim mentientes, invehit. Si vero posterioribus partibus capitis per cervicem in dorsi aut lumborum vertebras, aut etiam in ischion illabatur, altiusque subeat, diris adeo cruciatibus laborantem prosternit, ut in pejore res statu videatur esse quam unquam.

Quæ medentes turbant, Hæc aliaque multa curationi huic super-

que les cavités du foie et la rate, des matières qui
s'y étaient amassées peut-être depuis longtemps.

Cependant il arrive souvent que vers le sixième *Et comme dans*
les six premiers
jour du traitement, par l'usage de cette décoction *jours les symptô-*
mes augmentent,
incisive et atténuante, les humeurs peccantes, mises
en mouvement, non-seulement rendent plus cruelles
les douleurs habituelles des membres ou de la tête,
mais encore produisent d'autres symptômes qui
varient suivant le genre de la région où siégent les
humeurs. Ainsi quand elles se portent sur l'orifice
supérieur de l'estomac, ce sont des nausées, de l'inap-
pétence et quelquefois, à cause de leur malignité, des
syncopes cardiaques. Tombent-elles sur les poumons,
c'est d'abord une toux sèche et sans expectoration,
puis humide quand l'humeur s'est épaissie. Si l'humeur est liquéfiée dans les parois du thorax ou
coule des parties extérieures de la tête, elle y amène
de nouvelles douleurs, les plus atroces de toutes, et
une difficulté de respirer, qui feraient croire à une
pleurésie sans fièvre. Si, des parties postérieures de
la tête, elle descend par le cou sur les vertèbres du
dos ou des lombes, sur les hanches, ou encore plus
profondément, elle abat le patient par de si cruelles
souffrances que son état semble pire que jamais.

Ce qui trouble
Ces accidents et beaucoup d'autres qui surviennent *les médecins,*

venientia, non modo laborantibus spem de salute conceptam adimunt, sed et medicos nondum artis longo usu confirmatos decœpta curandi ratione ad aliam transire cogunt. Atque hic mire gestiunt tonsores; et dum hydrargyri vim et efficaciam in cœlum laudibus efferunt, neque guajaci decocto neque ullis aliis remediis ullum unquam restitutum fuisse impudenter mentiuntur, solum hydrargyrum vim alexipharmaci habere contendunt. At ea certe guajaco vis est, eaque natura, ut quos initio impetus agitatis humoribus concitaverit dolores, hos tandem iisdem absumptis cohibeat atque compescat, si quis eo constanter utatur.

Iis exortis purgandum. Itaque iis imminentibus aut certe jam exortis, purgans medicamentum initio usurpatum aut ei simile repetendum; quod humores concitatos et furibundos è toto corpore potenter expurgat, intermisso eo die validiore decocto.

Sexto quoque die iteranda purgatio, Sed et sexto et septimo quoque hujus curationis die catharticum aliquod validum repetendum. Ita enim non modo quod guajaci decocto sensim attenuatum

pendant le traitement non-seulement font perdre au malade l'espoir de guérir, mais entraînent les médecins, qu'une longue pratique n'a pas encore édifiés, à quitter ce mode de traitement pour en suivre un autre. C'est alors que les barbiers triomphent; ils exaltent jusqu'au ciel l'efficacité de l'hydrargyre; ils soutiennent, en impudents menteurs, que la décoction de gaïac et aucun autre remède n'ont jamais guéri personne, et que le seul hydrargyre est un alexipharmaque. Mais telle est la vertu du gaïac, telle est sa nature, que ces mêmes douleurs développées au début par son action sur les humeurs qu'il agite, il les réprime et les apaise, quand les humeurs sont enfin dissipées par son usage continué avec persévérance.

Aussi, quand ces symptômes sont imminents, ou lorsqu'ils se montrent, il faut revenir au purgatif du début ou en donner un semblable, qui puisse chasser fortement du corps les humeurs excitées et furieuses. Ce jour-là, on s'abstiendra de la décoction forte. *Quand ils apparaissent, il faut purger.*

De plus, tous les six ou sept jours, il faut donner un cathartique énergique. On enlève ainsi nonseulement ce que le gaïac aura dissous peu à peu des humeurs en mouvement, mais encore ce qui *Tous les six jours, revenir au purgatif*

concitatum fuerit, sed et quod de quotidianis alimentis, pro partium vitiosa actione,
corrumpitur et curationem retardat, repente
extrahitur, vacuumque excrementis mar-
Atque ita se- cet ægri corpus. Interea quibus perierat
dantur sympto-
mata. appetentia, restituitur, aliis post secundam
medicinam purgatoriam septimo statim die,
aliis non nisi decimo aut decimoquinto.
Hæc ratione moderari oportet, et in victus
ratione initio prudenter instituta constanter
perseverare. Unicum ibi solatium est, non
videre plures cibos, non videre edentes, et
nidorem non sentire.

Decimo die de- Ad diem hujus curationis decimum aut
cocto addenda
opiata ad dies duodecimum, corpore bis aut ter jam pur-
decem,
gato, liberatis obstructionibus viscerum,
totoque corpore jam aperto et patente,
opiata nostra superioribus remediis adji-
cienda hunc in modum. Quotidie mane et
vesperi decoctum validius guajaci hilaustu-
rus, opiatæ sesquidrachmam devoret; hinc
statim prædicti decocti $\mathrm{\mathfrak{Z}}$ vj. aut vij. superbibat, ac in lecto se ad excipiendos sudores,
qua ratione suprapositum est, componat.
Aut donec per- Hujus per octo decemve dies continuandus
curatus æger.

des aliments quotidiens, se corrompt par l'action
vicieuse des organes et retarde la guérison. Le corps
du malade, vide d'excréments, reste donc alangui,
mais en même temps l'appétit revient à ceux qui
l'avaient perdu, pour les uns après le second purgatif
dès le septième jour, chez les autres le dixième ou le
quinzième jour seulement. Il faut être assez raison-
nable pour résister à cet appétit et persévérer dans le
régime prudemment institué dès le début. La seule
consolation du malade, c'est de ne pas voir d'autres
mets que les siens, de ne voir personne manger, et
de ne pas sentir les parfums de la cuisine.

Et les symptô-mes fâcheux sont ainsi arrêtés.

Le dixième ou douzième jour du traitement, quand
le malade a été purgé déjà deux ou trois fois, ses
viscères étant désobstrués, le corps entier libre et
ouvert, on ajoute ainsi notre opiat aux autres
médicaments. Tous les jours, matin et soir, avant
la décoction forte de gaïac, le malade prendra une
drachme et demie d'opiat, et de suite boira six
ou sept onces de la décoction, puis se mettra au lit
pour suer, en observant les précautions décrites plus
haut.

Après dix jours, on ajoutera à la décoction l'opiat pendant dix jours,

On continuera l'usage de l'opiat pendant huit ou

Ou jusqu'à ce que le malade soit guéri.

est usus, aut etiam diutius, dum veneni radix sit avulsa, prorsusque extincta ejus pernicies; quod quoniam sit alias breviore temporis spacio, alias serius pro veneni conditione et affectionis diuturnitate, tutius omnino est paulo ultra progredi, quam infra subsistere. Itaque si quis perfectissime liberari cupit, hyeme aut cœlo frigidiore et aquilonio, conclave ubi ipse cubat, non excedat, priusquam omnis in totum morbus sit abactus, et restituta valetudo.

Qui si non cu-retur facile adhi-beat laconicum. Sed et sedatis doloribus, omnibusque symptomatis superiorum remediorum usu sublatis, ne quid altius demersum non prorsus exstinctum denuo se prodat, per-utile sit laconicum adire exquisite paratum, in quo sudores, sumpto in ingressu guajaci decocto opiato, dies aliquot promoveantur pro viribus; in ejus vero exitu, dum in lecto rursum ad sudores excipiendos se componet, aquæ nostræ ad omnia venena sane quam efficacis ℥ v. haurire. Hæc ubi jam septem octove dies aut amplius, pro affectionis diuturnitate, et sui ipsius natura

dix jours et même plus longtemps, jusqu'à ce que la racine du Mal soit arrachée et sa malignité tout à fait détruite. Et comme ce résultat met tantôt plus, tantôt moins de temps à se produire, suivant la force du poison ou l'ancienneté de la maladie, il est plus sûr de dépasser un peu la limite que de rester en deçà. Ainsi donc, un malade qui veut se bien guérir ne doit pas sortir de sa chambre, en hiver ou sous un ciel froid et du nord, avant que son Mal soit entièrement disparu et qu'il ait recouvré complétement la santé.

Mais une fois les douleurs calmées et tous les symptômes fâcheux disparus sous l'influence des remèdes prescrits plus haut, de peur qu'un levain profondément caché et non encore détruit ne se manifeste plus tard, il sera très-utile de faire prendre au malade un bain de vapeur préparé avec soin; à son entrée, on lui donnera la décoction de gaïac avec l'opiat et, par ce moyen, on le fera suer pendant quelques jours suivant ses forces. Au sortir de l'étuve, quand il se remettra au lit pour suer, on lui fera boire cinq onces de notre eau, qui est merveilleuse contre tous les poisons. Quand il aura suivi ce traitement pendant sept ou huit jours, ou plus longtemps, suivant que la maladie sera

Si la guérison ne s'obtient pas vite, on emploiera les bains d'étuve.

ac viribus pertulerit, sumendum iterum erit quod purget medicamentum, atque ab eo quatuor sexve diebus in pastu aquosum bibendum decoctum omisso fortiore.

A cura quomodo ad consueta redeundum? Post ad pristinam vivendi rationem paulatim redeat, ac exire incipiat, sed caute, et longius ac longius, nec in apertum statim; sed primum intra parietes, et de uno cœnaculo in aliud inambulandum; deinde ad vicinam aliquam nec longius domum, donec aërem ferre assuescat. Nihil enim hic repente fieri aut mutari debet, sed omnibus paulatim assuescendum.

Quam cito? Alii viginti, alii triginta dies satis esse putant, quibus concludatur æger; sed secundarium decoctum minimum dies quindecim bibat valde dilutum.

In recens affectis. Ita sane esse in recens affectis comperio; quos cum quindecim aut ad summum viginti dies in cubiculo continui, exire sino, et ad consuetam vivendi rationem paulatim redire; ulceribus etiam nondum cicatrice obductis, nec maculis prorsus exstinctis; quæ tamen postea paulatim exsiccantur,

plus ou moins ancienne et selon sa constitution et ses forces, il prendra de nouveau un purgatif, puis, pendant quatre à six jours, il boira à ses repas la décoction aqueuse, laissant de côté la plus forte.

Ensuite le malade reviendra peu à peu à sa première manière de vivre. Il commencera à sortir, mais avec précaution, graduellement, et non pas de suite au dehors ; d'abord dans l'appartement, en passant d'une chambre à l'autre ; plus tard, il ira dans une maison du voisinage et pas plus loin, jusqu'à ce qu'il soit habitué à l'air extérieur. Car il ne faut ici rien faire ni rien changer brusquement, mais s'accoutumer à toutes choses peu à peu. *Comment on passe du traitement à la vie habituelle.*

Les uns pensent que c'est assez de vingt, les autres de trente jours de claustration pour le malade ; mais il faut qu'il boive au moins pendant quinze jours la décoction faible très-étendue d'eau. *Après combien de temps?*

Cette méthode est bonne, à mon avis, quand l'affection est récente. En hiver, quand le malade est resté quinze jours, vingt jours au plus à la chambre, je lui permets de sortir et de reprendre peu à peu sa vie habituelle, quoique les ulcères ne soient pas complétement cicatrisés et que les taches ne soient pas effacées ; mais on ne tardera pas à voir, *Quand le Mal est récent.*

evanescuntque omnia, idque hyeme. Nam
æstate et temperato cœlo domi laborantes
continere supervacuum puto; quin et deter-
sis sudoribus matutinis, sumptoque cibo,
vel foris inambulare, vel quotidianis muniis vacare permitto, dum ad vespertinos
sit redeundum; ac nihilominus perfecte curantur; tanta est opiatæ vis atque efficacia.

In inveteratis. At vero cum vel minimum hujus luis
fermentum aliquando diu consopitum in-
tusque delitescens recidivam haud raro
invehat, quandiu vel tubercula, vel ulcera,
vel maculæ, vel dolores supersunt, tamdiu
profecto suspecta esse medico debet futura
valetudo. Eam ob rem si quis existimatio-
nem integram tueri, et nominis famam præ-
claris curationibus extendere contendit, remediorum usum minime intermittat, dum
omnem luis sobolem radicitus extirpaverit,
tantique ac tam crudelis tyranni omnia ves-
tigia deleverit.

In recidiva ea- Quod si forte vel cubantis intemperan-
dem cura iteran- tia, vel exoleti ligni infirmitate quippiam
da. aliquando revirescat, recurratque post aliquot menses aut annos, simul atque hoc

les uns se dessécher, les autres disparaître. En été et par un ciel clément, je trouve inutile de garder le malade à la chambre. Aussi, après la sudation et le repas du matin, je lui permets de sortir et de vaquer à ses affaires habituelles, jusqu'au soir, où il recommence. On guérit ainsi parfaitement, tant sont grandes la vertu et l'efficacité de cet opiat.

Mais, comme le moindre levain de ce Mal, endormi quelquefois depuis longtemps et caché à l'intérieur, amène souvent une récidive, tant qu'il reste des tubercules, ou des ulcères, ou des taches, ou des douleurs, le médecin doit concevoir des doutes sur l'avenir. Voilà pourquoi celui qui tient à sa réputation et veut se rendre célèbre par de belles cures ne doit pas interrompre l'usage des remèdes avant que le Mal soit extirpé dans sa racine et qu'il ne reste plus aucun vestige d'un tyran si cruel. *Quand il date de longtemps.*

Si, par suite de l'indocilité du malade ou de l'inefficacité d'un bois de gaïac trop vieux, on voit revenir quoi que ce soit au bout de quelques mois ou de quelques années, il faudra reprendre aussitôt *En cas de récidive, employer le même traitement.*

deprehensum fuerit, eamdem omnino sua-
serim subire rationem, dum nihil prorsus
supersit.

Quibus diebus,
quoque medica-
menti pondere?
Neque igitur dierum numerus, neque
ligni et opiatæ pondus utendum certo defi-
niri potest. Recens inquinati sæpe xv. aut xx.
diebus perfecte liberantur; utuntur ligni
pondere sex, septem, octove ad summum
librarum; ópiatæ ℥ iij. aut paulo amplius.
At qui morbi diuturnitate extenuati sunt et
doloribus ac nodosis tuberculis jam obsessi,
vix quadraginta aut quinquaginta diebus
evadunt. Ligni ℔ xv. aut xx. aut ultra insu-
munt, opiatæ ℥ iij. aut iiij. Qui sæpius etiam
fuerunt peruncti, omnium difficillime, et
vix unquam in totum liberantur, duplici de
causa : quod et ea sit hydrargyri vis et pro-
prietas, ut qui eo fuerunt peruncti aliorum
remediorum vires vix sentiant; et quod
etiam morbi hujus causam altius illa in
corpus impingant.

Quid in debilibus
faciendum?
Metuunt ac verentur nonnulli cum gra-
cile et siccum corpus aut morbi diuturnitate

le même traitement et le continuer jusqu'à ce qu'il ne reste plus rien.

On ne peut fixer le nombre des jours du traite- *En combien de jours, et avec* ment, non plus que la quantité de bois et d'opiat *quelle quantité de* *médicament doit-* qu'il faudra employer. Pour ceux qui sont malades *on guérir?* depuis peu, quinze ou vingt jours suffiront ample- ment. Il leur faudra six, sept ou huit livres au plus de bois, trois onces ou un peu plus d'opiat. Quant à ceux qui sont épuisés par la durée du Mal et tourmentés par des douleurs et des tubercules calleux, c'est à peine s'ils en seront quittes pour quarante ou cinquante jours de traitement, quinze ou vingt livres de bois au moins, et trois ou quatre onces d'opiat. Ceux qui ont été soumis plusieurs fois aux frictions guérissent plus difficilement que tous les autres, et presque jamais complétement, pour deux raisons : la première, c'est que telles sont la vertu et la propriété de l'hydrargyre, que ceux qui en ont été frottés deviennent presque entièrement réfractaires aux autres remèdes; la seconde, c'est que ce métal fait pénétrer plus avant dans le corps la cause du Mal o'.

C'est un grand sujet d'inquiétude pour beaucoup *Comment il faut* *agir chez les in-* de médecins que d'avoir affaire à un corps maigre *dividus débilités.*

exsangue et exarefactum occurrit, viribus
ne destituatur in hac curatione, aut etiam
in hecticam tandem conjiciatur, vel corporis atrophiam; ob idque parum quid satis
esse putant, cui vis morbi cedere possit,
dum vires recreentur.

At certe multorum fide et experientia
comprobatum est, hac victus observatione
siccos humescere et macros pinguescere,
estque hujus cremoris natura neminem
destitui ut sinat. Quare etiam infirmissimis
non minus, sed aliquanto etiam plus dan-
dum est, quia nihil cum impetu facit, cum
ejus juvamentum sit paulatim sanare. In
his tamen aut nulli, aut parce movendi
sunt sudores, dum vires paulatim hujus
beneficio receperint.

Quid in ulceri-
bus? Interim nisi ulcera et vulnera sint, nihil
foris illinitur. His vero si exigua sint, neque
unguentum, neque aliud quid imponen-
dum, sed expectandum dum extincta mali
radice sponte siccescant. Sin altius serpunt,
sordidioraque sunt, aqua nostra plane divina bis terve quotidie abluantur, carpina-

et chétif, ou devenu exsangue et desséché par une longue maladie. Ils craignent que les forces ne viennent à manquer pendant le traitement, ou que le malade ne tombe dans la fièvre hectique ou l'atrophie. Ils s'inquiètent donc fort peu de ce qui pourra guérir le Mal, pourvu qu'ils raniment les forces.

Cependant, d'après l'avis et l'expérience d'un grand nombre de médecins, ce régime humecte les gens secs et engraisse les maigres ; de plus, la nature de cette crème est de ne laisser succomber personne. Aussi, loin de diminuer la dose pour les sujets faibles, faut-il plutôt l'augmenter, car ce médicament agit sans violence, et son avantage est de guérir lente-ment. Seulement il ne faut faire que peu ou point transpirer ces malades, avant qu'ils aient recouvré leurs forces par le bénéfice du remède.

S'il n'y a ni ulcères ni plaies, on ne doit faire aucun traitement externe. Si ces accidents sont insi-gnifiants, on ne doit employer pour eux ni onguent ni quoi que ce soit, mais attendre que, la racine du Mal étant extirpée, ils sèchent d'eux-mêmes. S'ils sont rongeants et sordides, on les lavera trois ou quatre fois par jour avec notre eau, vraiment divine,

Ce qu'il faut faire pour les ul-cères.

13.

tumque gossypium in ea maceratum impo-
natur ulceris cavo. Hæc non modo mirifice
deterget et siccat, serpentemque malignam
putredinem arcet et cohibet, sed etiam quid-
quid in ulceris cavo durum est paulatim
maturat et in pus deducit; ulcus dein carne
replet et tandem cicatrice obducit, ut multorum unguentorum vice merito usurpari
possit.

et on remplira leurs cavités avec du coton ou de la
charpie qu'on aura imprégnée de cette eau. Non-
seulement elle déterge merveilleusement, dessèche
et arrête la pourriture maligne et rongeante, mais
elle mûrit doucement et transforme en pus tout ce
qui est dur dans la cavité des ulcères; elle les remplit
ensuite de bourgeons charnus et enfin les cicatrise
de telle sorte qu'elle peut être préférée à beaucoup
d'onguents.

CAPUT XIV

LUIS ALIIS AFFECTIBUS IMPLICATÆ CURATIO.

Lui conjungun-tur morbi,

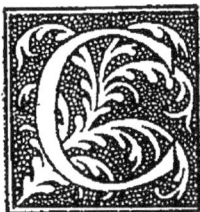

Uratione luis venereæ simplicis recens aut non ita pridem contractæ, quam brevissime licuit, perstrinximus. Nunc cum plures cum ea concurrant et implicentur morbi, aut jamdiu inveterata est, quænam tenenda curandi methodus tradendum.

Similes aut dissimiles,

Lues venerea morbis quibuscumque componitur ac complicatur; interdum omnino consentit atque congruit; interdum dissentit. Consentit, cum ejus curatio aliis quoque sanandis conducit, aut nihil saltem obest. Dissentit, cum ejus curatio alteri incommodat, moramque adfert.

CHAPITRE XIV

TRAITEMENT DU MAL VÉNÉRIEN COMPLIQUÉ
D'AUTRES MALADIES.

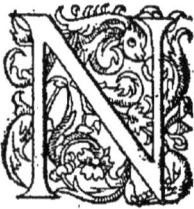

OUS venons de décrire aussi briè- *Des maladies compliquant le Mal vénérien.*
vement que possible la cure du
Mal vénérien, simple, récent, ou
du moins contracté depuis peu de
temps; disons maintenant quelle
est la méthode à suivre quand plusieurs maladies le
compliquent et viennent se confondre avec lui, ou
quand il est depuis longtemps invétéré.

Le Mal vénérien peut se compliquer de toute es- *Elles sont semblables ou dissemblables.*
pèce de maladies. Il s'accorde avec les unes et non
avec les autres. Il s'accorde quand son traitement aide
à la guérison de la maladie étrangère ou du moins
ne lui fait pas obstacle. Il ne s'accorde pas, quand
son traitement exaspère l'autre maladie ou retarde
sa guérison.

Quid similibus junctis facien- dum ?

Lui consentiunt arthritis omnis, et dolores externarum partium omnes à capitis
distillatione; intemperies ventriculi aut jecoris humidior aut frigidior, hincque nata
obstructio, vel etiam hydrops, epilepsia, vel
etiam stupor; paralysis aliique complures
ab humida et frigida causa etiamnum præ-
sente contracti. Hos itaque et simul cum
lue et seorsum sanare licet. Cumque id
tentare libet, ab urgentiore semper incipere
jubemur, altero tamen, quoad fieri licet,
minime neglecto.

Qui dissimiles sint?

Dissentiunt febris omnis, intemperies hepatis calidior et siccior, psora, lepra, aliaque omnia scabiei siccæ genera; omnis sanguinis sive ex utero, sive ex ano, sive ex
pulmone rejectio, aliique affectus complures à calida et sicca causa etiamnum præ-
sente profecti. Horum enim legitima curatio legitimis et refrigerantibus medicamentis
perficitur; quorum usu quoniam lues fit
deterior multo, ejus quoque et difficilior et
longior futura est, quæ calidis et siccis et
valde attenuantibus remediis perficitur curatio.

Les maladies qui s'accordent avec le Mal vénérien sont toutes les espèces de goutte ; toutes les douleurs des parties externes, provenant d'un catarrhe de la tête ; l'intempérie trop humide ou trop froide de l'estomac ou du foie ; l'obstruction qui en résulte ; l'hydropisie, l'épilepsie, la stupeur, la paralysie et beaucoup d'autres procédant d'une cause humide et froide encore persistante. On peut donc guérir ces maladies en même temps que le Mal vénérien ou séparément ; et, quand on veut le faire, je conseille de commencer toujours par la plus urgente, sans toutefois négliger l'autre.

Que faut-il faire quand elles sont semblables ?

Celles qui ne s'accordent pas avec le Mal vénérien sont toutes les fièvres, l'intempérie trop chaude et trop sèche du foie, la teigne, la lèpre et tous les genres de gale sèche, les hémorrhagies utérines, anales ou pulmonaires, et beaucoup d'autres affections produites par une cause chaude et sèche encore existante. Or, le moyen le meilleur de les guérir est de leur appliquer des remèdes rationnels et rafraîchissants ; mais l'usage de ces remèdes, étant très-nuisible en cas de Mal vénérien, retardera d'autant et rendra très-difficile la guérison de ce dernier, puisqu'elle ne peut s'obtenir que par des remèdes chauds, secs et débilitants.

Quelles sont celles qui sont dissemblables ?

*Quid faciendum
si urgeant ?*

Itaque cum horum quispiam acutus et
præceps, ut pleuritis, vel febris ardens lui
complicatur, posthabita lue, ejus statim
debet tentari curatio, iis tamen remediis,
quæ quam minimum luis causam augeant.
In connexis enim affectibus urgentiori vel
præpostero ordine in primis est succurrendum; atque in id quod est gravissimum,
omni cura et cogitatione primum incum-
bendum, sive id ante luem veneream et
cœptam ejus curationem partum jam erat,
sive recens, dum legitima tentabatur curatio, intervenerit. Gravissimum porro est
vel quod maxime ægrum in vitæ discrimen
adducit, vel de quo is gravissime conque-
ritur, cujus interdum precibus cedere cogi-
mur. Horum exempla ponenda.

*Declaratur exem-
plo anginæ con-
junctæ,*

Non ita pridem tonsor me ad visendum
rusticum quendam bene habitum et quadratum deduxit, qui cum duos jam annos
ab inunctione ex hydrargyro, omni dolore
vacasset, ac omnino restitutus sibi videretur, in recidivam tamen incidit, qua duos
jam menses crudeliter admodum premebatur. Dolores acerbi tibias et brachia me-

C'est pourquoi, lorsqu'une de ces maladies aiguës *Que doit-on faire en cas d'urgence ?* et graves, telles qu'une pleurésie ou une fièvre ardente, vient compliquer le Mal vénérien, il faut négliger celui-ci et se hâter de traiter l'autre, en employant toutefois des remèdes qui augmentent le moins possible le Mal vénérien. Car, dans les complications, on doit toujours porter remède à la plus urgente, quel que soit l'ordre dans lequel elle s'est produite, et donner d'abord tous ses soins et toute son attention au mal le plus grave, qu'il ait précédé le Mal vénérien et le traitement ou que, plus récent, il soit intervenu pendant la cure. Or le plus grave est celui qui met le plus en danger la vie du malade ou qui fait le plus souffrir ce malheureux, aux prières de qui nous sommes parfois contraints de céder. Je vais en donner des exemples.

Il n'y a pas longtemps qu'un barbier me demanda *Exemple fourni par une complication d'angine,* de visiter un paysan, homme solide et bien bâti. Soumis deux ans auparavant aux frictions d'hydrargyre, ne ressentant plus aucune douleur et se croyant complétement guéri, il avait éprouvé une récidive qui, depuis deux mois, le faisait cruellement souffrir. Des douleurs violentes le tenaient aux jambes, au milieu des bras, ainsi qu'aux épaules, et

dia obsidebant, atque ipsas etiam scapulas,
noctu gravius excandescentes; sed omnium
gravissimi in capitis externa parte figeban-
tur, in qua etiam aliquid circa pericranium
occaluisse plurimis in locis deprehendeba-
tur; fauces quoque ingens ulcus ad palati
basim jamdiu occupabat sordidum. Nihilominus tamen nec decumbebat, nec cibi fastidio, nec siti premebatur, sed muniis omnibus pro more vacabat; dum superveniente
inopinata deglutiendi difficultate, et viribus repente concidentibus in lecto manere
coactus est; in quo eum deprehendi languidum, cum pulsu frequenti et celeri, febre
teneri, ac maxima difficultate non modo
deglutiendi bibendique sed etiam loquendi;
nihil interim tumoris foris in faucibus, ut
neque intus in amygdalis apparente. Quis
non hic agnoscat, periculosam anginam
lui recidivæ implicitam, omni celeritate
accommodatis remediis, lue etiam neglecta,
curandam? At imperitus tonsor moræ im-
patiens, lucro inhians, omnia deglutiendi
symptomata ad faucium ulcus pertinere
credens, statim me inscio suis servis inun-

redoublaient la nuit; mais les plus fortes siégeaient à la partie externe de la tête, et l'on remarquait sur plusieurs points du péricrâne des saillies calleuses. De plus, un ulcère vaste et hideux occupait la gorge jusqu'à la base du palais. Le malade n'était pourtant pas alité, n'avait aucun dégoût pour la nourriture, n'était pas tourmenté par la soif, mais vaquait comme d'habitude à ses occupations, quand tout à coup survint une grande difficulté d'avaler et une faiblesse qui le contraignirent de se mettre au lit, où je le trouvai tout alangui, cloué par la fièvre, avec un pouls fréquent et bref et ne pouvant boire, avaler et même parler qu'avec une très-grande difficulté. Il n'y avait cependant à l'extérieur aucun gonflement à la gorge, ni à l'intérieur aux amyg- dales. Qui ne reconnaîtrait ici une angine dange- reuse, compliquant une récidive de Mal vénérien, et qu'il fallait, négligeant le Mal, soigner en toute hâte avec les remèdes appropriés ? Mais l'ignorant barbier, impatient de tout délai, avide d'argent et attribuant toutes ces difficultés dans la déglutition à l'ulcère de la gorge, envoya aussitôt, à mon insu, ses aides frictionner ou plutôt égorger le pauvre malade. En effet, l'onguent provoqua une nouvelle fluxion, qui l'emporta en deux jours. Beaucoup

gendum, aut potius misere jugulandum ægrum commisit. Itaque unguento proritata fluxione nova, biduo extinguitur. Haud mitius cùm aliis multis agitur lue venerea correptis, si vel febris adsit continua, vel etiam gravis morbus aliquis, cujus postponatur curatio.

Doloris conjuncti. Familiaris quidam meus annos natus triginta quinque, quater aut quinquies in anno diris cruciatibus spinam dorsi à scapulis ad finem lumborum obsidentibus et nonnunquam ischiade solebat torqueri sine febre, sine ulla spirandi aut mejendi difficultate, sine vomitione, idque à maligna quadam distillatione, luis naturam, qua olim inunctione fuerat curatus, resipiente. Hic cum sæpius à nobis fuisset his doloribus liberatus, iteratis purgationibus, unguentis, et solis anodynis primum, deinde resolventibus et roborantibus, ac demum recreatis viribus, æstuariis ac fotibus siccis capiti admotis, recurreretque nihilominus dolor consuetus; atrocis tandem chirurgi industriam experiri cogitavit, num forte horum dolorum radicem penitus eximere

d'autres, atteints du Mal vénérien, ne s'en tirent pas mieux, quand on néglige chez eux une fièvre continue ou quelque autre maladie grave.

Un de mes amis, âgé de trente-cinq ans, éprou- *De douleurs in-*
vait quatre ou cinq fois par an de cruelles douleurs *tercurrentes.*
dans l'épine dorsale, depuis les épaules jusqu'en bas des reins, et quelquefois souffrait de sciatique, mais sans fièvre, sans difficulté dans la respiration ou la miction, et sans vomissements. Il devait cela à quelque catarrhe malin, vieux souvenir du Mal vénérien qu'on avait autrefois combattu par les frictions. Souvent, je l'avais soulagé de ses douleurs par des purgatifs répétés, des onguents, d'abord anodins, puis résolutifs et roboratifs ; ses forces étaient revenues, grâce aux étuves et aux fomentations sèches sur la tête ; néanmoins, voyant revenir sa douleur habituelle, il s'avisa d'essayer si l'habileté d'un cruel chirurgien ne pourrait pas extirper à fond l'origine de ses douleurs et le mettre à l'abri d'une récidive. Ce chirurgien, persuadé que les violentes douleurs de la région lombaire étaient néphrétiques, plongea le malade, épuisé

posset, ac recidivæ periculo liberari. Hic dolorem crudelissimum ad lumborum regio-
nem pertinentem nephriticum esse ratus,
languidum jam ægrum quatuor jam dies
noctesque insomnem in balneum præcipitat
aquæ dulcis calidioris, ibique morari diu
jubet, quod ille doloris crudelissimi lenien-
di spe fretus exequitur; dum resolutis spiritibus ac defecto præ virium inopia corde,
mori se non sentiret. Recte quidem hic pro-
perabat dolori, ut crudelissimo symptomati
vires frangenti corporis gubernatrices, neglecto etiam morbo succurrere. Hoc enim
præstabilius, quam urgentioris ferocia sinere
prosterni ægrotantis vires, quarum gratia
curatio instituitur. Nam quanquam sublato
morbo symptomata protinus vanescunt, neque usquam possint in corpore sola subsistere, si tamen gravia adeo infestaque sunt
ut periculum sit, ne antequam dematur
morbus, violentia aut pernicie jugulent,
lenienda protinus, ipsaque medendi methodus invertenda. At ibi tamen peccatum
graviter est. Est enim terminus nunquam
prætereundus medico, qui ex arte generose

par quatre jours et quatre nuits d'insomnie, dans un bain d'eau douce assez chaud, lui enjoignant d'y demeurer longtemps. Dans l'espoir d'un soulagement à ses douleurs, le malade exécuta si bien la prescription, que par la résolution des esprits et la défaillance du cœur, suite de l'épuisement des forces, la mort survint sans qu'il pût la prévoir. Le chirurgien avait raison sans doute de négliger le Mal pour porter remède en hâte à la douleur, comme au symptôme le plus cruel et le plus capable d'abattre les forces directrices du corps, et cela vaut mieux en effet que de laisser un excès de douleurs épuiser les forces, dont la conservation est le but du traitement. Car bien que, le Mal une fois guéri, les symptômes disparaissent aussitôt et ne puissent subsister seuls, si cependant ils sont tellement graves et pernicieux qu'on puisse craindre de les voir emporter le malade par leur violence et leur malignité avant la guérison du Mal, il faut les adoucir immédiatement et intervertir la méthode de traitement. Mais, dans le cas actuel, on commit une grande faute; car un précepte, une règle dont ne doit jamais s'écarter le médecin qui déploie vaillamment les ressources de l'art pour combattre une maladie quelconque, c'est de traiter avec prudence

contra morbum quempiam pugnare contendit, constitutus, ut tuto medicetur ei cui
dolorem mitigat, ut vires custodiat, per ea
scilicet quæ virium robur tuentur atque
conservant, symptomata leniendo, quo et
morbo resistere et curationis spacio sufficere
possint.

Quid faciendum morbo longo conjuncto? Jam vero sì lui complicatus dissentaneus
affectus diuturnus et lentus est, cujus ne-
queat statim curatio perfici, et à quo etiamnum aliquando neglecto minus quam à lue
impendeat periculi, eo posthabito lues cu-
randa periculosior, iis tamen remediis, quæ
contrario et dissentienti morbo quam minimum obsint. At si æque graves et pericu-
losi existunt, non huic aut illi prorsus, sed
utrique mediocritate quadam et remediorum contrariorum temperatione eadem
opera succurrendum.

Declaratur exemplo intemperiei calidæ siccæ, lui conjunctæ. Esto itaque, nobis occurrat quispiam an-
norum xxv. lue venerea contaminatus, cui
corpus sit siccum. et aridum, variis febribus
biliosis obnoxium; volæ manuum plan-
tæque pedum impendio sæpe caleant; os
amarore perfusum sit atque perpetuo ari-

celui dont il veut apaiser la douleur, de sauvegarder ses forces par des moyens qui protégent et conservent leur intégrité, tout en adoucissant les symptômes, de façon qu'elles puissent résister à la maladie et suffire à la durée du traitement.

Si le Mal vénérien se complique d'une affection discordante de longue durée et à marche lente, et qui, même un peu négligée, soit moins dangereuse, il faut s'occuper d'abord du Mal vénérien, plus dangereux, tout en employant des remèdes aussi peu nuisibles que possible à cette maladie contraire et discordante. Mais si les deux affections sont également graves et dangereuses, ce n'est pas à l'une ou à l'autre seulement, mais à toutes les deux en même temps, qu'il faut porter remède en observant une grande modération au point de vue des moyens contraires.

Que faut-il faire dans le cas d'une maladie longue intervenant ?

Supposons par exemple que nous ayons affaire à un sujet de vingt-cinq ans, atteint de Mal vénérien : son corps est sec, maigre, exposé aux diverses fièvres bilieuses; il a la paume des mains et la plante des pieds souvent brûlantes, la bouche amère et continuellement sèche, ce qui détermine de l'inappé-

Preuve tirée d'un exemple d'intempérie chaude et sèche jointe au Mal vénérien.

dum, unde cibi inappetens et siticulosus evadat. Luem veneream si quis remediis descriptis curare aggreditur, aliis affectibus neglectis, in certum vitæ discrimen ægrum adducet. Etenim manifesta hæc intemperies calida et sicca refrigerari et humectari postulat, servato robore; lues vero contracta, non nisi attenuantibus et resolventibus, quæ omnia fere siccant et excalefaciunt, curari debet. Itaque summa methodo opus est, quæ eodem tempore remediorum contrariorum permistione, utriusque affectus curationem perficiat; ut increscenti phlegmoni digerentia remedia reprimentibus permista adhibemus.

In diæta. Victus instituatur non omnino siccans aut tenuis, ut in curatione legitima, sed quodammodo humectans et refrigerans; in quo per initia loco guajaci sola in potu utatur ptisana. In cibo convenient non modo pulli columbini aut gallinacei, aliæve carnes coctu faciles, assæ, in succo oxalidis, aut mali granati, aut aurancii maceratæ, sed etiam elixæ; atque etiam interdum ex iis paratæ sorbitiones refrigerantes, aut etiam

tance et une soif continuelle. Si l'on commence par soigner le Mal vénérien au moyen des remèdes décrits plus haut et en négligeant les autres affections, on compromettra certainement la vie du malade. En effet, cette intempérie manifestement chaude et sèche demande à être rafraîchie et humectée tout en conservant les forces, tandis que le Mal vénérien ne peut se guérir que par des atténuants et des résolutifs, qui sont tous desséchants et échauffants. Aussi est-il besoin d'une grande méthode pour venir à bout, dans le même temps et avec des remèdes qui se contrarient, de l'une et de l'autre affection. C'est ainsi que, pour un phlegmon dans sa période de croissance, nous employons les digestifs mêlés aux astringents.

On ne prescrira pas une nourriture tout à fait sè- *Régime.* che et légère, comme dans la cure légitime, mais un peu humectante et rafraîchissante. Dans les commencements, au lieu de gaïac, on ne boira aux repas que de la tisane d'orge ; on donnera comme aliments des pigeonneaux, de jeunes poulets ou d'autres viandes d'une digestion facile, non-seulement rôties, arrosées de jus d'oseille, de grenade ou d'orange, mais même bouillies. Quelquefois aussi, on usera des boissons rafraîchissantes faites avec ces fruits ou

hordeatum. Æger quoque non semel tantum die aut bis, sed ter quaterve copiosius alendus.

Purgatione. Solvenda primo statim die erit alvus medicamento catholico, aut si magis arrideat, per cassiam fistulam; aut per apozema aliquod in duos matutinos haustus alternos ex decocto aperiente, incidente, detergente et refrigerante comparatum cum senna et agarico. Hæc enim omnia quoniam purgando humectant, pariter et refrigerant, idcirco sane viscerum siccitatem et calorem emendant immodicum, non tantum quod humores acres biliososque, expurgent, sed etiam propria vi et insita facultate. Rabarbarum sola siccitate noxium est, multoque magis, quæcunque vehementiore aliqua siccandi et excalefaciendi vi pollent, ut scammonium, colocynthis, aloë. Postridie purgationis apozema bis die usurpandum ad materiæ præparationem paretur.

Venæsectione. Repurgato bis aut ter alternis diebus corpore, mittendus sanguis est, pro plenitudinis et virium ratione. Ita enim non modo viscera totumque corpus refrigeratur, sed ple-

avec l'orge. Enfin il faut nourrir plus copieusement le malade, en lui donnant par jour non pas un ou deux, mais trois ou quatre repas.

Dès le premier jour, il faut relâcher le ventre au moyen du catholicon, ou, si on le préfère, avec de la casse en bâton, ou bien par un apozème quelconque pris en deux fois, le matin, à un jour d'intervalle, préparé avec une décoction apéritive, incisive, détersive et rafraîchissante de séné et d'agaric. En effet, tous ces remèdes humectent et rafraîchissent tout en purgeant, et par conséquent amendent la chaleur et la sécheresse immodérée des viscères, non-seulement parce qu'ils chassent les humeurs bilieuses et âcres, mais encore par une force et une faculté qui leur sont propres et essentielles. La rhubarbe, par sa sécheresse seule, est nuisible et bien plus encore tous les médicaments qui dessèchent et échauffent, comme la scammonée, la coloquinte, l'aloès. Le lendemain de la purgation, on fera prendre deux fois le jour un apozème destiné à préparer la matière. *Purgatifs.*

Quand on aura purgé le corps deux ou trois fois, et de deux jours l'un, on tirera du sang en proportion de la force du sujet et de la plénitude des vaisseaux. Ainsi, non-seulement on rafraîchira les *Saignée.*

14.

nitudinis etiam pericula, quæ aliis attenuantibus resolventibusque concitari facile possent, declinantur.

Sudoriferis. Posteaquam viscerum impuritati et intemperiei prospectum erit VII. aut VIII. diebus, refrigerantibus his et blande expur-
gantibus, propria luis remedia adjungenda
sunt. Itaque ptisanæ loco decoctum guajaci
hoc modo præparetur, quo in pastu et extra
pastum cum volet utatur. Ad sudores quoque promovendos concinnetur etiam validius guajaci decoctum, quod longo usu
notavimus non modo non augere calidam
et siccam viscerum intemperiem, sed ita
etiam humectare, ut quavis ratione exte-
nuatos et macros pinguiores reddat, et
omnia symptomata ab intemperie calida et
sicca hepatis contracta demulceat.

Horum alter-
nato usu. Quod in legitima curatione monuimus
alvum semper liberam esse oportere, id in
hac corporis constitutione maxime curan-
dum observandumque est, neque commit-
tendum, ut quippiam circum hepar aut
lienem aut in ipso etiam mesaræo indu-
rescat. Tertio igitur quoque die si ea sub-

viscères et tout le corps, mais de plus on écartera les dangers de la plénitude que pourraient causer les remèdes atténuants et résolutifs.

Lorsque, pendant sept ou huit jours, on aura par ces rafraîchissants et ces doux purgatifs pourvu à l'impureté et à l'intempérie des viscères, il faudra passer aux remèdes propres du Mal. Ainsi, au lieu de tisane d'orge, on donnera la décoction de gaïac, préparée de manière que le malade en use à volonté pendant ou entre les repas. Pour provoquer les sueurs, on fera prendre la décoction forte de gaïac, que par une longue expérience nous savons nonseulement ne pas augmenter l'intempérie chaude et sèche des viscères, mais au contraire les humecter au point de faire engraisser les gens affaiblis et amaigris par une cause quelconque, et d'adoucir tous les symptômes causés par l'intempérie chaude et sèche du foie. *Sudorifiques.*

Nous avons dit que, dans la cure légitime du Mal, il faut que le ventre soit toujours libre; c'est surtout en présence d'une semblable constitution qu'on doit y veiller et ne laisser se former aucune induration autour du foie, de la rate ou même du mésentère. Aussi, tous les trois jours, si cette constitution persiste, ou même quand spontanément elle cède un *Usage alterné de ces différents moyens.*

sistat, aut etiam si sponte aliquid deponat, quarto tamen quoque die, si quid in visceribus jam diu hærere, vel de quotidiano etiam alimento gigni cumularique existimatur, expurgandum vel apozematis suprapositi dosi, vel cassia fistula, vel catholico; eodemque die guajaci decocto mane saltem abstinendum; nisi in ejus ℥ vj. sennæ ℥ 1/2. incoquere visum fuerit, idque percolatum loco apozematis usurpare ad utrumque efficax.

Balneo curæ tempore. Cum jam horum remediorum alternato usu toto corpore humorum portio major absumpta dissipataque fuerit, ac corpus ad opiatæ usum recte præparatum, balneum paretur aquæ dulcis tepidæ, in quod ingressus æger opiatæ justam quantitatem deglutiat, ac mox guajaci decoctum superbibat, ibique desideat integram horam. In exitu dein ad sudores pro viribus excipiendos in lecto se componat. Balneum præterquam quod è corpore sicco sudores copiosores elicit, partium etiam solidarum omnium nedum viscerum siccam et calidam intemperiem si quid aliud emendat, impeditque

peu, tous les quatre jours au moins, si l'on pense que depuis longtemps quelque chose reste attaché aux entrailles, ou qu'il s'y soit accumulé des produits de l'alimentation quotidienne, il faut purger avec une dose de l'apozème indiqué plus haut, soit avec la casse en bâton, soit avec le catholicon. Ce jour-là, on supprimera, le matin au moins, la décoction de gaïac, si l'on n'aime mieux y ajouter, pour six onces, une demi-once de séné et, après l'avoir passé, le donner comme apozème à double effet.

Quand l'usage alternatif de ces remèdes aura partout absorbé et dissipé la majeure partie des humeurs et que le corps sera bien préparé à l'usage de l'opiat, on mettra le malade dans un bain tiède d'eau douce ; dès qu'il y sera entré, il prendra la dose voulue d'opiat, aussitôt après, la décoction de gaïac, et restera dans le bain une heure entière. En sortant du bain, il se mettra au lit, pour y suer selon ses forces. Le bain, outre qu'il fait suer abondamment les corps secs, corrige l'intempérie chaude et sèche des parties solides aussi bien que des viscères, et les empêche de souffrir de l'écoulement de la sueur et de l'usage des remèdes légèrement desséchants qui sont nécessaires au reste du traitement.

Des bains pendant le traitement.

quo minus sudorum eruptione, ac moderate siccantium remediorum usu, quæ ad curationem reliquam necessaria sunt, lædi possint. Maxime autem melancholicis omnibus lue impeditis convenit, quos constat sicco esse viscerum et partium solidarum temperamento, quod humectari desiderat. Id itaque vel quotidie, vel alternis diebus, semel ingredi siccos et attenuatos, calida et sicca vel alterutra hepatis intemperie affectos, confert. Ad id autem præparentur, qua ratione jam dixi, perseverentque dum lues omnino sit sublata, aut certe quandiu opiatæ usus erit necessarius; nisi sorte intermittere aliquot dies adstantis medici prudentia aliquando censuerit.

Post curam. Quod si forte per curationem, judicatione quapiam repugnante balneum ingredi non licuerit, ea certe absoluta, si qua longo remediorum usu partium temperiei labes inusta est, ea tepentis balnei usu ad multos dies continuato facile delebitur; nisi vel hydropis, vel destillationis cujusdam consuetæ metus abstinendum exhortetur. Sit autem ut dixi tepidum ex decocto herba-

Il convient surtout aux mélancoliques atteints du
Mal vénérien ; on sait en effet que chez ces malades
les viscères et les parties solides sont d'un tempérament sec et qui a besoin d'être humecté. Il est
donc bon de baigner une fois chaque jour, ou de
deux jours l'un, les gens secs et atténués, souffrant
d'une intempérie du foie, chaude ou sèche, ou
chaude et sèche. On les préparera comme je l'ai dit,
et ils en continueront l'usage jusqu'à ce que le Mal
soit complétement enlevé, en tout cas tant que
l'opiat sera nécessaire, à moins que le médecin trai-
tant ne croie prudent de les interrompre pendant
quelques jours.

Supposons que, pendant le traitement, une raison
quelconque ait interdit les bains, quand il sera
complétement achevé, si le long usage des drogues
a fatigué les organes, on y remédiera facilement par
des bains répétés pendant plusieurs jours, à moins
que la crainte de l'hydropisie ou d'un catarrhe ha-
bituel ne les interdise. Comme je l'ai dit plus haut,
il faut que le bain soit tiède et fait avec une décoction d'herbes rafraîchissantes et humectantes; pen-

Après la cure.

rum refrigerantium et humectantium comparatum; in quo, ut neque in egressu, sudores nec promoveantur, nec excipiantur.
Conferet tamen ingredientem sequentis decocti refrigerantis et viscera roborantis ℥ vj.
ebibere, quamdiu assidenti medico vide-
bitur.

dant non plus qu'après, il ne faudra provoquer ni entretenir les sueurs. Toutefois, en y entrant, il sera bon, si tel est l'avis du médecin, de prendre six onces de la décoction suivante ᵖʳ qui est rafraîchissante et roborative des viscères.

CAPUT XV

Quomodo inve-
terata lues cu-
randa?

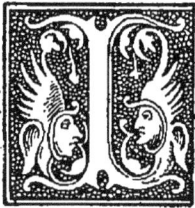

IAM vero si neglecta lues aut imperfecte curata tamdiu in corpore hæsit, ut non modo dolores implacabiles, sed nodos etiam complures, vel in tibiis, vel in capite invexerit, supraposita quidem curandi methodus tenenda est; sed cui alia atque alia pro laborantium natura et symptomatum varietate validiora remedia accedant.

Duos referam à me restitutos, quorum imitatione cæteri curari possint.

Declaratur
exemplo mercurii
inunctione semel, Dominus de Mesieres, Prior S. Dionysii à carcere, annos natus XL. corpore mediocriter carnoso et bene habito, lue correptus

CHAPITRE XV

MODE DE TRAITEMENT LE PLUS PARFAIT.

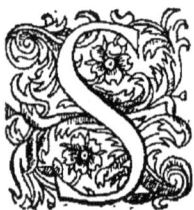

S i le Mal, négligé ou imparfaitement guéri, sévit depuis si longtemps qu'il ait déterminé, avec ses douleurs implacables, des nodosités nombreuses aux jambes ou à la tête, il faudra, bien entendu, suivre le traitement décrit plus haut, mais en y joignant d'autres remèdes plus énergiques, en rapport avec la nature du malade et la variété des symptômes. Je vais donner les observations de deux personnes guéries par moi; en se guidant sur mon exemple, on en pourra guérir d'autres.

Comment il faut traiter le Mal quand il est invétéré.

M. de Mesières, prieur de Saint-Denis de la Chartre, âgé de quarante ans, d'un embonpoint médiocre et d'une bonne constitution, contracta le Mal

Observation d'un malade soumis aux frictions mercurielles une première fois,

venerea, seniores statim consuluit præclaræ hujus urbis medicos et chirurgos. Horum omnium communi consilio atque consensu, repurgato prius corpore ac sanguine misso, hydrargyro accurate inungitur ; sputatio erumpit vii. die copiosa, tandemque alvus etiam sponte resolvitur. Quod animadvertentes, qui hunc inungebant chirurgi, brevi adeo curatum iri pollicebantur, ut jam sibi restitutus videretur, eorum nimirum omnium usu, quæ ad perfectam per hydrargyrum curationem spectant. Verum enimvero cum jam exactis diebus viginti, opis nihil afferretur, revocati in subsidium chirurgi, morbi contumaciam arguunt, quæ interdum nisi iterata simili inunctione compesci aut cohiberi non possit; ad quos accersiti medici facile annuunt.

Iterum, Itaque eamdem, sed tamen crudeliorem curationem expertus est. Cum nihilo magis quam prima levaretur, calumniam amolientes chirurgi, quosdam esse proposuerunt, qui licet curatione hac non modo non liberentur, sed etiam crudelius multo quam prius crucientur, exacto tamen ab ea mense

vénérien. Il consulta aussitôt les médecins et les chirurgiens les plus fameux de cette ville, qui d'un commun accord, après l'avoir purgé et saigné, le firent frotter avec soin d'hydrargyre. Le septième jour, survint une salivation abondante, enfin une forte diarrhée, ce que considérant, les chirurgiens qui le soignaient lui promirent une prompte guérison, si bien qu'il se voyait déjà sur pied, grâce à l'ensemble des remèdes qui constituent le traitement complet par l'hydrargyre. Mais, comme au bout de vingt jours son état n'avait pas changé, on a de nouveau recours aux chirurgiens, qui s'en prennent à l'opiniâtreté du Mal, disant qu'on ne peut quelquefois le réprimer et l'arrêter que par une deuxième friction. Les médecins, appelés, sont du même avis.

Il subit donc le même traitement, mais bien plus *Une seconde fois,* cruel cette fois. Comme il n'était pas plus soulagé qu'auparavant, les chirurgiens, pour éviter tout reproche, déclarèrent que certaines personnes, bien que non soulagées par le traitement et même souffrant beaucoup plus qu'auparavant, au bout d'un mois ou deux cependant guérissaient, grâce à ce que l'hy-

uno atque altero paulatim postea sanescunt,
hydrargyro partibus solidis admisso morbi
causam sensim demoliente, superanteque.
Quod sibi laborans salutis cupidus facile
persuasit. Sed cum totos tres menses mussi-
tans, nihilo melius haberet, ac multi præterea scirrhi aut tophi in capite, in osse
crurum, humerorum et brachiorum exorti
essent, diris cruciatibus molesti; chirurgos
revocat, qui uno omnes ore curationem per
hydrargyrum repetendam putant. Neque hi
prius finem inunctionibus imponunt, quam
duodecies duobus annis eandem curationem
tanto dolore tantisque cruciatibus sine ulla
ope perpessus est.

Inde siccum adeo et exsangue corpus
evasit, ut in eo nihil præter aridam cutem,
et ossa superesset, ac σκελετὸν potius videretur, quam vivum corpus. Tophi interim
multi obsederant tibiarum, crurum, brachiorum et capitis ossa diris cruciatibus,
qui impedierunt, quo minus integro bien-
nio somnum inire potuerit. Hos chirurgi,
alia curandi ratione destituti cauterio ape-
rire cogitant, ita virus aliquod aperta cute

*Tertio, imo duo-
decies iterata,*

*Summa exte-
nuatione et vi-
rium dejectione.*

drargyre, s'introduisant jusqu'aux parties solides, détruisait peu à peu la cause du Mal. Le patient, désireux de guérir, se laissa facilement persuader. Mais, après trois mois d'attente, il n'allait pas mieux, et en outre, de nombreux squirrhes ou nodosités lui étaient venus à la tête, aux os des cuisses, des épaules et des bras, ce qui le faisait horriblement souffrir. Il rappela les chirurgiens, qui tout d'une voix déclarèrent qu'il fallait reprendre le traitement par l'hydrargyre et ne mirent un terme aux frictions qu'après lui avoir fait endurer douze fois en deux ans ce traitement, avec toutes ses douleurs, toutes ses souffrances, et sans le moindre succès.

Une troisième et même jusqu'à douze fois,

Il en devint tellement sec et exsangue, qu'il n'avait plus que la peau sur les os et semblait plutôt un squelette qu'un corps vivant. De plus, les nodosités multipliées qui avaient envahi les os des jambes, des cuisses, des bras et de la tête, avaient excité chez lui des douleurs telles, qu'il avait passé deux années entières sans fermer l'œil. Les chirurgiens, ne sachant quel autre moyen employer, s'avisent d'ouvrir ces tumeurs par le cautère, dans l'espoir qu'une partie du poison sortirait par l'ouverture de la peau. Et, comme sur les deux points de la

Ce qui amena une maigreur extrême et un épuisement complet des forces.

stillaturum sperantes. Itaque cum duobus
in locis, ubi tophi crudelius affligebant,
nudatum in capite os nigrum cerneretur,
ipsum terebello eximunt, humoris acrimonia parte jam interna exesum et veluti
terebra omnino perforatum; ac cum ne sic
quidem dolores remitterent, nec somnum
inire posset, emplastris de Vigo cum du-
plicato mercurio hominem per mensem
vestiunt. Alii vinum guajacinum postea
per mensem exhibent, alii etiam balneo ex
decocto guajaci mergunt, sed omnia nullo
auxilio. Itaque hominem moribundum pro
deplorato deserunt, nulla ei medicamenta
opem allatura professi.

Quam cedo cladis tantæ causam afferent?
Cur hydrargyrus, quem luis alexipharmacum unicum prædicabant, hunc atrociter
adeo divexatum restituere non potuit? Em-
piricos credo curationem instituisse dicent.
At chirurgi erant hujus præclaræ urbis celeberrimi, medicorum etiam multorum
adjuti consiliis; nec ægrotus ipse sibi unquam defuit, nihil enim ei unquam tam
durum, tamque molestum præscriptum est,

tête les plus douloureux, l'os mis à nu se montrait
tout noir, ils enlèvent avec le trépan cet os, déjà
tout rongé à sa partie interne par l'âcreté de l'humeur et percé comme par une tarière ; mais les
douleurs ne s'arrêtant pas pour cela, et l'insomnie
persistant, ils couvrent pendant un mois notre
homme d'emplâtre de Vigo avec double dose de
mercure. D'autres lui donnent ensuite du vin de
gaïac pendant un mois; d'autres le plongent dans
un bain de décoction de gaïac, mais tout cela sans
résultat. Enfin désespérant du moribond, ils l'abandonnent, en déclarant qu'aucun remède ne peut le
sauver.

Or, qu'on me dise à quelle cause rapporter
une telle désorganisation ? Comment l'hydrargyre,
que ces gens proclamaient l'alexipharmaque uni-
versel du Mal vénérien, n'a-t-il pu guérir un malade
si cruellement torturé ? On dira peut-être que le
traitement fut institué par des empiriques? mais ces
chirurgiens étaient les plus célèbres de notre grande
ville; de nombreux médecins les assistaient de leurs
conseils, et le malade ne s'abandonna jamais; en effet,
quelque dure et pénible que fût la prescription, il
voulut toujours s'y soumettre aussitôt qu'elle était
faite. Jamais personne ne fut plus entouré de soins

15.

quod non dicto citius subire voluerit. Nemo
a servis accuratius unquam fuit tractatus.
Denique non opes, non ætas, non vires,
neque quidquam aliud illi defuit, quod ad
curationem requiri possit. Ratum igitur sit,
hydrargyron luis non esse antidotum, sed
empiricorum inventum, quod tanquam fucum malo adhibent; neque à viris bonis
et reipublicæ studiosis, tam fallacem, in-
certam atque adeo crudelem curationem
unquam tentari debere.

Ut et in alio
quinquies. Non multo melius, cum hæc scriberem,
actum est cum hujus urbis medico docto
quidem et bene noto, sed nimis credulo.
Hic cum ex impuro concubitu contraxisset
penis ulcus, ac tandem in luem veneream
incidisset, quinquies crudelem eam curationem frustra tentavit. Nodosis tandem
tumoribus et diris cruciatibus, in dies inva-
lescentibus, prorsum contabuit, dum dentibus excidentibus, ac gingivis putredine
absumptis, crudeliter vitam finierit.

Qua ratione res-
titus ille sit? Cum aridum corpus lenta etiam febre
contabescere videretur, visum est ægrum
alere euchymis et concoctu facilibus, cujus-

par ses serviteurs. Enfin ni la richesse, ni l'âge, ni les forces, ni rien de ce qui peut être nécessaire à la guérison ne lui manqua. Qu'il soit donc entendu : que l'hydrargyre n'est point l'antidote du Mal vénérien, mais bien une invention des empiriques, qui s'en servent pour farder le Mal ; et que les gens honnêtes et soucieux du bien de l'Etat ne doivent jamais essayer d'une médication si trompeuse, si incertaine et si cruelle.

Pendant que j'écrivais ce livre, un médecin de cette ville, savant et honorablement connu , mais trop crédule, eut à peu près le même sort. Un ulcère de la verge, contracté dans un coït impur, ayant déterminé chez lui le Mal vénérien , il s'appliqua vainement à cinq reprises différentes ce cruel traitement. Enfin les nodosités et les douleurs atroces augmentant de jour en jour, il dépérit complétement , ses dents tombèrent, ses gencives furent détruites par la pourriture, et il mourut misérablement. *Comment un autre subit la friction cinq fois.*

Le premier malade avait le corps desséché : il était consumé par une fièvre lente, et je crus devoir le nourrir de viandes succulentes et d'une digestion *Par quel procédé fut guéri le premier ?*

modi sunt pulli gallinacei, columbini, per-
dices juniores, dein vitulina caro et hœ-
dina, hisque persimiles aut etiam præstan-

Cibo, tiores. Sint autem hæc, ob corporis aridita-
tem maciemque, modo elixa, modo assa;
facilius est enim, liquidis impleri reficique,
quam durioribus. Conveniebat itaque ex
guajaci decocto vitulina caro cum pullo
gallinaceo diu elixata; circa finem adjecta
oxalide, boragine, buglosso, portulaca et
pimpinella : siquidem eorum expressum
jus, bis die ad ℥ vj. exhibitum, præterquam
quod vires promptissime et sensim instau-
rat, morbi quoque causam mitigat. Ab ea
sorbitione, quæ octava quaque hora exhi-
bebatur, quippiam assum, si poterat, assu-
mebat; tandem pro bellariis uvas passas, et
panem biscoctum.

Potu, A vino toto curationis decursu abstinendum censuimus, id nimirum verum esse
experti, quod jam semel admonui : guajaci
et aliorum alexipharmacorum beneficio
neminem qui vino utatur facile posse restitui. Ejus loco guajaci decoctum quale in
legitima curatione descripsi, tum in pastu,

facile, telles que poulets, pigeonneaux, perdreaux, ensuite veau et chevreau, et d'autres analogues ou meilleures encore. A cause de la sécheresse et de la maigreur du corps, ces viandes doivent être tantôt bouillies, tantôt rôties, car il est plus facile d'engraisser et de se refaire avec des aliments liquides qu'avec de plus résistants. On faisait donc bouillir pendant longtemps, dans de la décoction de gaïac, un morceau de veau avec un poulet; vers la fin, on ajoutait de l'oseille, de la bourrache, de la buglosse, du pourpier et de la pimprenelle, puis, le jus bien exprimé, on en faisait boire au malade six onces deux fois par jour. Ce bouillon, outre qu'il relève promptement les forces, adoucit également la cause du Mal. Après le bouillon, qu'on lui donnait toutes les huit heures, il mangeait un peu de rôti s'il le pouvait, enfin comme dessert des raisins secs et du biscuit.

Nourriture,

J'interdis le vin pendant tout le temps de la cure, ayant expérimenté combien est vrai ce que j'ai déjà dit : qu'aucun de ceux qui en boivent ne peut guérir par l'usage du gaïac et des autres alexipharmaques. Au lieu de vin, le malade faisait usage aux repas ou entre les repas, quand il avait soif, de la décoction faible de gaïac décrite au chapitre du traitement lé-

Boisson,

tum in siti extra pastum usurpabatur; cui inter coquendum cornu cervini rasuræ ʒß addebatur.

Sudorifera de-cocto, Mane hora sexta et a prandio hora quarta ʒ vj. sequentis decocti exhauriebat; neque tamen sudores, qui è corpore exsangui et præarido nullis præsidiis elici possunt, expectabat, neque si erumpere potuissent, vires ferendo fuissent :

℞ Rasuræ guajaci interioris nigri, odoriferi, resinacei, quart. iij. corticum ejusdem pulverisatorum ʒ jß. infunde in ℔ vj. aquæ tepidæ; fiat decoctum, addendo rad. helenii, polypodii querni, gran. juniperi, radicum cichorei an. ʒ j. passularum enucleatarum ʒ jß. seminum cardui benedicti, radicum tunicæ, tormentillæ an. ʒß. pimpinellæ, morsus, scabiosæ an. p. j.

gitime. On y ajoutait pendant la cuisson une
demi-once de raclures de corne de cerf.

Le matin à six heures , et quatre heures après *Décoction sudo-*
le premier repas, il prenait six onces de la décoction *rifique,*
suivante; mais il n'en espérait pas d'effet sudorifique;
les sueurs, impossibles d'ailleurs à obtenir d'un corps
exsangue et complétement sec, n'auraient pu se produire sans épuiser les forces du malade :

DÉCOCTION.

℞ Raclure de cœur de gaïac
    odoriférant et résineux.. Trois quarts de livre.
    Écorce pulvérisée du même. Une once et demie.

  Mettez-les infuser dans :
Eau tiède................. Six livres.

  Faites une décoction en y ajoutant :
Racine d'aunée............⎫
Polypode de chêne........⎬ āā. Une once.
Baies de genièvre.........⎪
Racine de chicorée........⎭
Raisins mondés............ Une once et demie.
Graine de chardon bénit...⎫
Racine d'œillet............⎬ āā. Une demi-once.
   — de tormentille.....⎭
Pimprenelle...............⎫
Mors du diable ....⎬ āā. Une pincée.
Scabieuse ....⎭

Purgatione,   Semel in hebdomade repurgabatur sequenti aut simili medicamento; quod licet languido videri posset validius paulo, si quis tamen quæ alibi diximus memoria repetat, corpora nempe quæ hydrargyro fuerunt inuncta, duplo validiora medicamenta perserre nec facile iis commoveri, aliter judicabit.

Tophorum emollitione,   Hæc dum fiunt, cataplasmata institui ad scirrhos remolliendos discutiendosque efficacissima hujusmodi :

Cataplasmate,   ♃ Sem. sinapi in aceto macerati per horas xx. dein contusi ℥ ij. radicum bryoniæ crudæ ℥ ij. radicum sigilli beatæ Mariæ crudi ℥ vj. axungiæ porcinæ veteris omnium æquale pondus, croci ℥ß ; malaxentur simul in formam cataplasmatis pro partibus dolentibus; renovetur semel quotidie, et ad multos dies perseveret.

Une fois la semaine, on le purgeait avec le médi-   *Purgatif,*
cament suivant ou un autre semblable ℞. Ce médicament peut sembler trop fort pour un corps exténué,
mais on en jugera autrement si l'on se rappelle ce
que nous avons dit ailleurs : que les individus soumis précédemment aux frictions hydrargyriques sup-
portent des purgatifs doubles comme force et même
n'en sont que médiocrement impressionnés.

En même temps, je fis appliquer sur les tumeurs   *Les nodosités*
                                                    sont ramollies.
squirrheuses le cataplasme suivant, lequel est excel-
lent pour les ramollir et les fondre :

CATAPLASME

℞ Graine de moutarde macé-
    rée pendant vingt heures
    dans du vinaigre et en-
    suite pilée.............. Deux onces.
Racine de bryone crue..... Deux onces.
Racine crue de sceau de
    Notre-Dame............ Six onces.
Vieille axonge de porc..... Quant. égale en poids
                     à tout le reste.
Safran.................. .. Une demi-once.

Malaxez le tout ensemble pour en faire un cataplasme, qu'on placera sur les points douloureux et
qu'on renouvellera une fois par jour, pendant plusieurs jours de suite.

Fiat et emplastrum nostrum, quod capiti toti quidem insideat per tres aut quatuor hebdomadas, sed ea lege ut levetur quotidie semel, dum totum caput oleo nostro efficacissimo obungatur; renovetur vero sexto quoque die.

Emplastro, ℞ Sem. sinapi per noctem in aceto macerati ℥ij. piperis, pyrethri, caryophyllorum, an ʒij. maceris ʒj. hellebori nigri, rad. ireos Florentinæ, hermodactylorum, an. ʒiij. sem. staphis agriæ ʒjß gummi pini et ammoniaci, an. ʒjß. malaxentur simul cum oleo de euphorbio, addendo in fine terebinthinæ q. s. ut bene cohæreant omnia, fiat emplastrum per magdal. extendatur portio super alutam, pro nodosis tumoribus aut doloribus diuturnis capitis, à lue, aut alia causa frigida circum pericranium collectis.

On fera également usage de mon emplâtre, qu'on laissera sur la tête pendant trois ou quatre semaines, mais en ayant soin de le lever chaque jour une fois pour oindre la tête tout entière avec mon huile merveilleuse. On le renouvellera tous les six jours.

EMPLATRE.

℞ Graine de moutarde macérée
dans du vinaigre pendant
une nuit................ Deux onces.
Poivre....................
Pyrèthre.................. āā. Deux gros.
Clous de girofle...........
Macis..................... Un gros.
Ellébore noir............
Racine d'iris de Florence... āā. Trois gros.
Hermodacte..............
Graine de staphysaigre.... Un gros et demi.
Gomme de pin............
—   ammoniaque...... āā. Un gros et demi.

Malaxez le tout avec de l'huile d'euphorbe, et ajoutez jusqu'à consistance :

Térébenthine............. Q. S.

Faites un emplâtre, qu'on conservera en magdaleons. On en étendra un peu sur un écusson de peau pour les tumeurs, nodosités ou douleurs invétérées de la tête, que le Mal ou toute autre cause froide, auront développées sur le péricrâne.

Oleo, ♃. Rad. acori, galangæ, cal. aromatici, an. ʒiij. nucis moschatæ, caryophyll., cinnamomi, piperis utriusque, pyrethri, maceris, an. ʒß. foliorum siccorum lavendulæ, majoranæ, origani, salviæ, pulegii, menthæ, rorismarini, an. p. j. florum anthos, salviæ, lavendulæ, an. p. ß. olei communis ℔j. vel amplius si voles, aquæ vitæ ʒix. reponantur omnia in phiala vitrea, bulliant supra cineres calidos ad aquæ consumptionem, deinde exprimatur oleum in torculari ad usum dictum in curatione.

HUILE.

℞ Racine d'acore odorant ....⎫
   —   de galanga.........⎪ ãã. Trois gros.
   —   de calamus aroma-⎪
      ticus ʳ'..........⎭

Noix muscade............⎫
Clous de girofle..........⎪
Canelle ....⎪ ãã. Un demi-gros.
Des deux poivres.........⎪
Pyrèthre................⎪
Macis...................⎭

Feuilles sèches de lavande...⎫
   —   de marjolaine⎪
   —   d'origan.....⎪
   —   de sauge ....⎬ ãã. Une pincée.
   —   de pouliot...⎪
   —   de menthe...⎪
   —   de romarin..⎭

Fleurs de romarin........⎫
   —   de sauge..........⎬ ãã. Une demi-pincée.
   —   de lavande........⎭

Huile commune.......... Une livre ou plus si l'on veut.

Eau-de-vie.............. Neuf onces.

Mettez le tout dans un matras; faites bouillir sur des cendres chaudes jusqu'à évaporation de l'eau, puis exprimez l'huile à la presse, pour s'en servir comme il est dit au traitement.

Usu laconici. Cum primum horum remediorum usu dolores aliquantum conquiescere cœperunt, non modo lenta illa febris, quæ hectica putabatur, evanuit, sed corpus cum carne sensim ita vires recepit, ut in lecto sedere posset. Æstuarium tum temporis parari jussi, in quo tertio quoque die semel intromitteretur, ac illic sederet, quamdiu vires facile ferre possent; sed prius decocti ℥vj. exhauriebat, præmissa opiatæ ȝj. Deinde ad ignem totum corpus oleo nostro calente inungebatur molli frictione; hoc enim si quid aliud infestas hydrargyri qualitates venoso generi impressas delet, et nativum recreat calorem, omnium quæ in nobis sunt functionum auctorem. In æstuario exiguus aliquis sudor statim eliciebatur, quem imbecillæ vires cum sustinere haud possent, aperto æstuarii ostio ac lectum repetente laborante, statim sistere cogebatur.

A quorum usu melius habuit. In hanc medendi rationem dum pertinaciter insisto, ita ægri jacentis vires paulatim recreari in dies visæ sunt, ut tandem circa quadragesimum diem certa nobis salutis spes affulgeret. Nam non modo dolores illi

Dès que par l'usage de ces remèdes les douleurs Bains d'étuve. commencèrent à s'apaiser un peu , non-seulement cette fièvre lente, que l'on croyait hectique, disparut, mais le corps reprit peu à peu des muscles et des forces, au point que le malade pouvait s'asseoir dans son lit. Je lui fis alors préparer une étuve dans laquelle on le mettait une fois tous les trois jours et où il restait tant que ses forces le pouvaient supporter ; mais, avant d'y entrer, il prenait six onces de la décoction et un gros d'opiat. Ensuite on le plaçait devant le feu, et on lui frottait doucement le corps entier avec mon huile préalablement chauffée, car elle a pour résultat de détruire les mauvais effets de l'hydrargyre sur les veines et de rappeler la chaleur naturelle , qui est la source de toutes nos fonctions. Dans l'étuve, il lui prenait régulièrement une petite sueur, et, comme le malade avait trop peu de forces pour la supporter, il était obligé de s'arrêter aussitôt et de regagner son lit.

En continuant avec persistance cette médication , *Grâce à ces* je vis si bien revenir peu à peu les forces de ce ma- *moyens il se* lade, que vers le quarantième jour j'eus la certitude *trouva mieux.* de le sauver. Non-seulement, en effet, la résolution des humeurs et l'extinction de la cause avaient fait

capitis inveterati resoluto humore extincta-
que causa evanescebant, paulatimque scirrhi omnes nodosi dissolvebantur, sed et
quæ cruda et cinericia initio fuerant alvi
excrementa, bene figurata et rufa redde-
bantur; simulque pro aquosis et tenuibus
urini s crassiores et flaviores effluxerunt,
ipseque æger, qui duos annos fuerat pervi-
gil, noctu aliquantum dormitabat. Hinc
pulsus statim meliores evaserunt, et vox
initio ita exilis ut vix obaudiretur, mox
validior ac plenior edebatur. Sed et servo
et baculo innixus, ad LX. curationis diem
corpus erigere cœpit, ac tandem incedere.

Quare præscri-
pta sudorifera. Quo tempore sudorem satis copiosum
semel die per vires elicere licuit, non in
æstuario solum, sed etiam in ejus egressu
in lecto, non quidem diebus continuis, sed
triduum interquiescendo ; dum validior
natura quotidie eorum eruptiones perferre
posset.

Inhibitæ sorbi-
tiones. Jam vero cum corpus initio osseum, carne
jam satis vestitum videretur : sorbitiones et
elixa omnia circumcidimus, assis solis eum
committentes, ne, quod in fine aliorum

disparaître ses douleurs de tête invétérées, mais peu à peu toutes les nodosités et tumeurs squirrheuses s'étaient fondues, et ses matières, qui au commencement étaient crues et couleur de cendre, redevenaient maintenant moulées et brunes. En même temps, d'aqueuses et de ténues qu'elles étaient, les urines devinrent plus épaisses et d'un beau jaune ; enfin le malade, qui avait passé deux ans sans dormir, commença à reposer un peu la nuit. Le pouls devint meilleur, et la voix, qui dans les premiers temps était si grêle qu'à peine pouvait-on l'entendre, sortait maintenant pleine et forte. Enfin le soixantième jour, appuyé sur le bras d'un domestique et sur un bâton, il put se tenir droit et marcher.

Ses forces permirent alors de le faire suer assez copieusement une fois par jour, non-seulement dans l'étuve, mais aussi après en être sorti, dans son lit, et cela non pas tous les jours ; on le laissa d'abord reposer un jour sur trois, jusqu'à ce que le retour complet de ses forces lui permit de supporter la sudation quotidienne. *On prescrit alors les sudations.*

Quand son corps, squeletique au début du traitement, commença à se garnir de muscles, je supprimai les bouillons et les viandes bouillies, ne lui permettant que des rôtis, de peur que, ce qui arrive *On cesse l'usage des bouillons.*

16

multorum diuturnorum morborum nimio potu aut humidorum ciborum usu fracto jecoris robore contingit, in hujus quoque declinatione tumor aliquis œdematosus in pedibus ac tibiis irreperet. Hujus enim rudimenta vesperi jam in pedibus cernebantur; cum præsertim aliquantisper stabat aut incedebat. Sed et electuarium trium santalorum quadruplicato rheo parari curavimus, cujus tabellam unam mane bis in hebdomade ad jecoris robur potioni guajacinæ præmitteret.

Intermissa cura. Cumque omnis doloris expers fuisset dies jam quindecim, ac bene adeo omnia jam membra nutriri viderentur, ut paulatim magis ac magis omnes ejus artus corroborarentur, die tandem curationis LXX, guajaci decoctum validius aliquot menses intermittendum censuimus; si quid interim non prorsus exstinctum dolores tuberave protulisset, nos id vere novo tutius faciliusque remediorum usu repetito exstincturos, roborata nimirum quiete et natura ferente. Verendum enim, ne iisdem remediis natura diutius assuefacta, illorum vim tandem non

à la fin de beaucoup de maladies longues, quand le foie est fatigué par l'usage trop prolongé des boissons et des aliments humides, il ne lui survînt, au déclin de la maladie, de l'œdème aux pieds et aux jambes. Or on en voyait déjà un peu aux pieds le soir, surtout quand il s'était tenu debout ou qu'il avait marché dans la journée. Mais je lui fis préparer l'électuaire des trois santaux à quadruple dose de rhubarbe, dont il prenait, pour fortifier le foie, une tablette le matin, deux fois par semaine, avant la décoction de gaïac.

Comme il y avait déjà quinze jours qu'il n'éprou- *Interruption du traitement.* vait plus de douleurs, et que ses membres s'étaient assez refaits pour que les articulations fussent devenues de plus en plus fortes, arrivé au soixante-dixième jour du traitement, je crus devoir suspendre pour quelques mois la décoction forte de gaïac, jugeant que, si quelque vestige du Mal ramenait des douleurs ou des nodosités, nous en aurions plus facilement raison au printemps en reprenant l'usage des remèdes, quand sa constitution aurait été fortifiée par le repos. On devait craindre en effet que l'organisme, accoutumé pendant trop longtemps aux mêmes remèdes, devînt moins impressionnable ou

sentiret, aut certe aspernaretur. Neque vero hic, ut in recenter contaminatis metuendum, ne interim radices altius morbus agat, reddaturque difficilior. Immo qui in tam calamitosum corporis statum aut sua negligentia, aut medicorum inscitia præcipitati sunt, vix unquam nisi in annum iterata curatione modo proposita restituuntur.

Solum secundarium decoctum usurpatum. Verum enimvero guajaci imbecillius decoctum in ipso etiam intervallo vini loco prudenter me consultore usurpavit, ne vaporem quidem vini admittens. Mense exacto belle adeo habere cœpit, ut consueta munia omnia obire posset. Idcirco et aëri die Februarii xii se committere cœpit et quoquoversum discurrere, nullis dolorum vestigiis, ne in iis quidem locis in quibus ante curationem tubera discruciabant, remanentibus. Tantum capite et artubus gravis sibi videbatur, et veluti lassitudine quadam pressus, idque præsertim cum è sereno in nubilum aut pluviosum cœlum mutabatur, et post exercitationes œdemate quodam

même complétement insensible à leur action. En effet, on n'avait pas à craindre ici, comme pour les malades récemment contaminés, que pendant cette interruption le Mal ne poussât plus avant ses racines et ne devînt plus difficile à guérir. Bien plus, ceux qui se trouvent réduits à un pareil état par leur négligence, ou par l'ignorance de leurs médecins, ne peuvent être complétement rappelés à la santé qu'en reprenant après une année le traitement que je viens d'exposer.

Toutefois, pendant tout ce temps, et d'après mon conseil, il fit usage de la décoction faible de gaïac, *On ne se sert que de la seconde décoction.* qu'il buvait sagement au lieu de vin, dont il évitait même l'odeur. Un mois plus tard, il se portait si bien qu'il pouvait vaquer à toutes ses affaires; aussi, le 12 février, il commença à sortir et à aller partout, sans aucune trace de ses douleurs, pas même aux points où les nodosités l'avaient tant fait souffrir. Il ressentait seulement de la lourdeur à la tête et aux articulations ; c'était comme de la fatigue, surtout quand le ciel, de serein, devenait nuageux ou pluvieux. Après sa promenade les pieds étaient enflés et douloureux, mais le matin il n'y paraissait plus.

pedes vesperi dolebant, sed quod mane prorsus evanuerat.

Vere proximo ad curam reditum est. Medicamenta, Quanquam post exactos quatuor menses neque dolor, neque aliud extimescendum quidquam supervenerit, quod latentis fermenti suspicionem ullam movere posset, visum est tamen curationem repetere feliciter antea usurpatam; ut si forte lentus crassusque humor aliquis, aliudve luis fermentum circa periostea supererat, prorsus hujus remedii continuatione attenuari, paulatimque in sudores resolvi posset, simulque malignitas siqua solidis partibus infixa delitesceret, exstingui, atque ita omnium tuberum dolorumque causa extirpari ac funditus evelli. Ingrediebatur porro semel in die æstuarium; inungebatur quoque oleo nostro; in quo æstuario, ut et ab ejus egressu, sudores in lecto excipiebat pro viribus. Vesperi vero hora quarta sorbebat quidem decoctum, sudores tamen minime promovebat, nec lectum repetebat.

Victusque præscriptus. In pastu utroque mediocriter assis omnibus alebatur, ac biscocto pane utebatur, quem in hunc modum parari curabam.

Quoique, au bout de quatre mois , il ne fût sur-venu ni douleur, ni rien de redoutable ou qui *Le printemps suivant, on recommence le traitement. — Médicaments.* pût éveiller le soupçon d'un levain caché , je crus néanmoins devoir reprendre le traitement qui m'avait si bien réussi, afin que si par hasard une humeur épaisse et visqueuse, ou tout autre levain du Mal vénérien était resté attaché au périoste, il fût atténué par la continuation des remèdes, et dissous dans les sueurs. En même temps, si quelque malignité était cachée dans les parties solides, elle serait détruite, et la cause de toutes les nodosités et de toutes les douleurs serait ainsi arrachée jusqu'à la racine. Il entrait donc une fois le jour dans l'étuve; on l'y frottait avec mon huile; et, dans l'étuve, puis dans son lit, il entretenait sa sueur en proportion de ses forces. Le soir, à quatre heures, il prenait la décoction, mais ne provoquait pas la sueur et ne se mettait pas au lit.

A ses deux repas, il ne prenait que des viandes *Régime alimentaire.* modérément rôties et mangeait du biscuit, que je lui faisais préparer ainsi :

♃ Sem. card. benedicti mundati, pimpinellæ mundatæ, anisi, feniculi an. ℥j. mis-
ceantur diligenter cum quantitate sufficienti
pastæ ex optima farina, seu ex qua fiunt
panes civium Parisiensium, fermento ad-
jecto. Dein fiant panes bene cocti, qui ubi
refrixerint, in tesseras secentur, ac saccharo
in aqua rosata soluto abluti, in furno tepido
diu siccentur, atque ita ad usum reser-
ventur.

Quorum ope con-
valuit.
Istorum tandem remediorum usu, salubriter adeo vivit, ut nunquam laborasse
videri possit. Quam Deus mentem omnibus indat, ut ita curari velint, antequam
tam crudeliter fuerint excarnificati.

Aliud exemplum
curati ab ulcere
penis;
Quidam non ita pridem ad me venit, cui
ulcus ingens à penis radice totum imum
ventrem et inguina atrociter depascebat,
umbilicum etiam supergressum; quod neque emplastris de Vigo cum superaucto
mercurio, neque ullis inunctionibus spu-

Graine mondée de chardon
                bénit ....
—   —   de pimpre-
                nelle.....
—   —   d'anis.......
—   —   de fenouil...
                    âậ une once.

Mêlez avec soin avec :
Pâte de la meilleure farine, semblable à celle dont on fait les pains
des bourgeois de Paris.   Q. S.

Ajoutez-y du levain, puis faites-en des pains bien
cuits. Quand ils seront refroidis, coupez-les en ta-
blettes carrées, glacez-les avec du sucre dissous dans
de l'eau de rose, faites-les sécher longtemps au four
tiède et conservez-les pour l'usage.

Grâce à ces remèdes, il se porte si bien qu'il *Il guérit par*
tous ces moyens.
semble n'avoir jamais été malade. Dieu veuille ins-
pirer à tous de se faire traiter ainsi, plutôt que d'af-
fronter auparavant de si cruelles tortures !

Dernièrement, un malade vint me trouver ; il *Autres obser-*
vations. Malade
souffrait atrocement d'un vaste ulcère qui s'étendait *guéri d'un ulcère*
du pénis ;
de la racine du pénis à tout le ventre et aux aines,
jusqu'à l'ombilic. L'emplâtre de Vigo avec forte
dose de mercure, ni aucune friction amenant la salivation et le flux de ventre n'avaient pu l'arrêter ;

tationem et alvi fluorem moventibus coër-
ceri potuerat, adeo interim extenuato corpore, ut qua ossa tegerentur, nihil præter
cutem superesset.

Faucium Alius faucium malignum adeo ulcus et
omnibus remediis ex hydrargyro rebelle
gerebat, ut columella jam exesa radice deci-
disset, exederenturque omnia tenella narium
et palati ossa. Uterque curatione supradicta
xxiv. diebus convaluit, nullius alterius medicamenti ope, nisi quod exesæ et ulceratæ
particulæ aqua nostra divina bis aut ter
quotidie admovebatur.

Opiata antidotus alexipharmaca.

℞ Scordii ʒß. polii montani, pulegii,
prasii albi, origani, calaminthæ, hyperici,
centaurii minoris, stœchados, chamædryos,
chamæpityos, spicæ nardi, an. ʒij. seminum
anisi, feniculi,. petroselini, dauci, sileris
montani, rutæ, ocymi, hormini, thlaspi,
baccarum lauri, sem. pæoniæ maris, an.
ʒjß. rad. aristolochiæ rot., gentianæ, dip-
tamni, valerianæ, asari, an. ʒj. zinziberis,

et le malade était tellement exténué qu'il n'avait plus que la peau sur les os.

Un autre avait à la gorge un ulcère si malin et si *D'un ulcère à la gorge.* rebelle à toutes les préparations d'hydrargyre, que la luette, attaquée à sa base, était déjà tombée, et que les os très-minces du nez et du palais étaient rongés. Au bout de vingt-quatre jours du traitement sus-indiqué, l'un et l'autre guérirent, sans autre médication, si ce n'est qu'on touchait deux ou trois fois par jour les parties ulcérées et rongées avec mon Eau divine.

OPIAT ANTIDOTE ALEXIPHARMAQUE.

℞ Germandrée d'eau .... une demi-once.
Polium jaune...............⎫
Pouliot ....⎪
Marrube blanc. ....⎪
Origan....... ....⎪
Calament.................⎬ ãã deux gros.
Millepertuis..............⎪
Petite centaurée..........⎪
Stechas ....⎪
Petit chêne ....⎪
Ivette....................⎪
Spica nard ....⎭

nucis moschatæ, caryophyll., piperis, croci, an. Ꝺiiij. cinnamomi electi, myrrhæ, castorei, styracis calamitæ, an. ℥iij. mellis boni q. s. fiat opiata.

AQUA MIRIFICA.

℞ Scordii m. ij. calendulæ, morsus, pimpinellæ, hyperici, betonicæ, majoranæ,

Graines d'anis..............
 — de fenouil.........
 — de persil.........,..
 — de carotte sauvage.
 — de sermontaine.... } ãã un gros et demi.
 — de rue ....
 — de basilic.........
 — d'ormin...........
 — de thlaspi.........
 — de pivoine mâle...
Baies de laurier ....

Racine d'aristoloche ronde.
 — de gentiane........
 — de dictamne blanc.. } ãã un gros.
 — de valériane.......
 — de cabaret.........

Gingembre.................
Noix muscade.............
Clous de girofle........... } ãã quatre scrupules.
Poivre....................
Safran. ....

Cannelle choisie ....
Myrrhe. .... } ãã trois gros.
Castoreum................
Styrax calamite...........

Bon miel.................. Q. S.
F. s. a. un opiat.

EAU MERVEILLEUSE.

♃ Germandrée d'eau......... deux poignées.
 Souci. .... une poignée.

buglossæ, scabiosæ, salviæ, an. m. j. hyssopi, melissæ, an. m. j. ß. contundantur, et in vase terreo novo ad solem exponantur, adjecta ea aquæ quantitate, qua omnia bene mergi possint, ita ut aqua superet. Ubi sex septemve dies in sole efferbuerint, exprimere vehementer ea oportebit : deinde in remanente humore similes herbas contusas reponere, et rursus soli exponere, ut supra, dum octo aut decem dies efferbuerint (sed interim semel saltem quotidie ista moveri debent baculo) ac tum exprimere. Deinde in manente liquore sequentia miscere.

℞ Rad. tunicæ, tormentillæ, sem. card. benedicti, an. ℥ß. zedoariæ, nucis moschatæ, caryophyllórum, an. ʒj. macis ʒß. sem. pimpinellæ ʒjß. croci ʒj. Mithridatii opt. ℔j. theriacæ veteris ℥iiij. commista soli exponantur ad 5. aut 6. dies aut amplius

Mors diable...............
Pimprenelle. ....
Millepertuis..............
Bétoine...................
Marjolaine...............
Buglosse. ....
Scabieuse................
Sauge. ....
} ãã une poignée.

Hysope. ....
Mélisse. ....
} ãã une poignée et demie.

Broyez le tout, mettez dans un pot de terre neuf, et exposez-le au soleil, en y ajoutant assez d'eau pour couvrir le mélange. Quand il aura été chauffé pendant six ou sept jours au soleil, exprimez fortement; puis, dans le suc exprimé, remettez des herbes semblables pilées, et de nouveau exposez le tout au soleil pendant huit ou dix jours. Agitez pendant ce temps le mélange une fois par jour avec un bâton, et ensuite exprimez. Dans ce dernier suc, mêlez les substances suivantes :

℞ Racines d'œillet. ....
— de tormentille.....
Graines de chardons bénits.
} ãã une demi-once.

Zédoaires. ....
Noix muscade.............
Clous de girofle..........
} ãã un gros.

Macis. .... un demi-gros.

in alembico obturato. Deinde fiat omnium destillatio in vase duplici, et servetur ad usum.

Aqua divina ad ulcera.

℞ Sublimati optimi ℥xii. aquæ plantaginis ℥vj. recoque super calidos cineres in phiala vitrea ad dimidias : et utere.

LIBRI DE LUIS VENEREÆ CURATIONE, FINIS.

Graines de pimprenelle..... un gros et demi.
Safran..................... un gros.
Bon mithridate............ une livre.
Vieille thériaque.......... quatre onces.

Mettez le tout bien mêlé au soleil pendant cinq ou six jours ou plus dans un alambic bien bouché. Puis distillez le tout en un vase double, et gardez pour l'usage.

EAU DIVINE POUR LES ULCÈRES.

♃ Très-bon sublimé.......... douze grains.
Eau de plantain........... six onces.

Faites bouillir dans un matras de verre sur des cendres chaudes jusqu'à réduction de moitié, et usez-en.

FIN DU LIVRE SUR LE TRAITEMENT DU MAL
VÉNÉRIEN.

FRAGMENTUM I

DE LUE VENEREA

Luis venereæ causa,

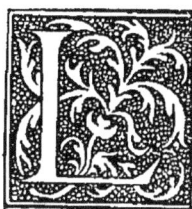

UES venerea est contagiosus affectus, cum ulcere aut immani cruciatu variis locis emergens, ac sæpe extuberans.

Efficiens ejus causa venenata est et maligna qualitas, atque perniciosa labes, quæ in quacunque corporis parte primum insederit, eam contaminat, indeque continuatione in corpus omne spargitur, et ex parvo initio et quasi suscitabulo profecta, sensim invalescit et propagatur, dum non spiritus modo atque humores, sed et carnem et partes omnes solidas pervagetur. Neque earum

FRAGMENT I [51]

TIRÉ DU LIV. VI DE LA PATHOLOGIE.
DES MALADIES DES ORGANES SITUÉS
AU-DESSOUS DU DIAPHRAGME.
CHAPITRE XX.

DU MAL VÉNÉRIEN

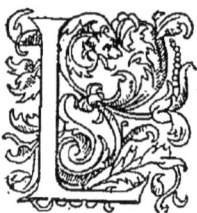

E Mal vénérien est une affection *Le Mal véné-*
contagieuse qui se manifeste *rien.*
dans des régions variables, par
un ulcère souvent en saillie, ou
par une douleur atroce.

Sa cause efficiente est un principe venimeux et *Sa cause.*
malin, un fléau pernicieux, qui, quelle que soit la
partie du corps où il siége d'abord, l'infecte et de là
s'étend sans interruption au corps entier. Insignifiant
à son début, et pris pour un simple bobo [1'], il s'accroît
par degrés et se propage, au point d'envahir non-seulement les esprits et les humeurs, mais aussi la chair
et toutes les parties solides. Il ne corrompt pas seulement leur tempérament, mais aussi toute leur

temperamentum solum, verumetiam totam substantiam pervertit, vix ut ulla deinceps probo ac puro fruatur alimento. Hinc excrementorum proventus succrescunt, variaque vitiorum genera emergunt, qualia mox recensebo. Ea porro qualitas non simplex et solitaria est, sed in humore subsistit, quo ut subjecto quodam et vehiculo utitur.

Ortus, propa- Neque qui jam inquinatus est alium ha-
jatio. bitu solo, sed liquore de se in alterius corporis partem epidermide nudatam ejecto contaminat : è qua malum prorsus initium sumit. Itaque venerea lues contagiosus est morbus, non sponte intimoque corporis vitio, sed attactu solo contrahendus. Nam et quam quis ab ortu accepit, ea olim ex parentum contagione processit. Maxime autem venereo contrahitur concubitu, à quo et nomen invenit; ejus frequentatione propagata est in hominum genus, atque, ex unius impuritate et inquinamento sensim in universum orbem est disseminata, miserabile scortatorum flagellum. Sæpius ea è partibus obscenis incipit, licet in-

substance, à tel point qu'aucune partie ne reçoit
presque plus d'aliment sain et pur. De là proviennent
des excrétions et divers genres d'accidents morbides
que je décrirai bientôt. Ce principe n'est pas simple et isolé, mais il siége dans l'humeur qui lui sert
de substratum et de véhicule [1].

Le malade n'infecte pas l'homme sain par l'haleine seule, mais par le liquide transmis de son
corps à une partie du corps de l'autre dépouillée
d'épiderme et cet endroit est le point de départ du
Mal. C'est donc une affection contagieuse, qui ne
vient pas spontanément et d'un vice intime du corps,
mais du contact seulement, car, lors même que le
malade en est atteint dès sa naissance, c'est des parents que procède la contagion. Il se contracte surtout dans les plaisirs de Vénus, d'où lui vient son
nom. C'est par là qu'il s'est propagé dans l'espèce
humaine, et que la souillure et l'infection d'un seul
individu ont disséminé peu à peu sur toute la terre
ce cruel châtiment des libertins. Le Mal débute
le plus souvent par les parties honteuses, quoique
pourtant il puisse se manifester sur divers autres

Son début et sa propagation.

terdum et ex aliis plerisque locis expullulet, in quibus labes contagione fuerit
aspersa. Inquinatur autem duntaxat vel
purus ab impuro, vel impurus ab eo qui
longe sit impurior, à simili vero aut à minus
impuro nunquam. Æque impuros citra
offensionem congredi licet, et uterque tamen puriorem alium congressu labefactat.
Hauritur interdum lues è scorto, quod nondum inquinatum est quum quis cum eo
volutatur, mox ab alio impuro scortatore.
Impuritas non ex cute spectatur, quod
sæpe maximeque inveterata lue fermentum
intus reconditum sit et abstrusum. Et hæc
de causis et ortu.

Differentias ejus speciesque nonnulli, quibus symptomatum quam essentiæ major
cura fuit, varias multiplicesque statuerunt.
Una tamen et eadem totius est essentia, sed
variis distincta ordinibus, ut alia levior sit,
alia gravior. Est et corporum in quæ illa incidit permagna varietas, ac utraque ex causa
fit, ut lues alia levioribus, alia gravioribus
symptomatis exerceat.

points qui auraient été exposés à sa contagion. C'est toujours un individu sain qui est infecté par un malade, ou un malade par un autre qui l'est plus que lui, et jamais par un sujet qui soit à un degré de maladie égal ou inférieur au sien. Deux individus également malades peuvent avoir des rapports qui, inoffensifs pour eux, seraient infectants pour un individu moins malade. Le Mal vient souvent d'une prostituée qui n'est pas encore infectée, mais avec laquelle on a eu des rapports peu de temps après un libertin malade [m]. Il ne faut pas juger de l'impureté d'un individu par sa peau, car souvent le levain de ce Mal invétéré reste enfermé au-dedans, sans se manifester à l'extérieur. Voilà pour les causes et le début.

Quelques auteurs, attachant plus d'importance aux symptômes qu'à l'essence du Mal vénérien, lui ont reconnu des différences et des espèces aussi nombreuses que variées. Son essence est pourtant une et toujours la même, mais on la distingue en variétés de degré, selon que le Mal est plus léger ou plus grave. La diversité des sujets qu'il attaque est des plus grandes; pour ces deux raisons, le Mal vénérien affecte les uns de symptômes plus légers, les autres de symptômes plus graves.

Primus luis venereæ gradus. Ejus signa.

Omnium levissima est ea species qua solum capitis et barbæ pili sensim citra aliam corporis offensionem defluunt. Ejus quippe virus in tenui quodam vapore consistit, quæ in corporis summa effunditur ad illorum radicem : atque ut ephemera febris à putrida, et hæc species distat à cæteris.

Secundus.

Altera paulo deterior est, qua cutis universa crebris maculis minime extuberantibus conspergitur, iisque parvis, lentiginis instar, ac modo rubris, modo flavis; quæ non ante deleri extinguive possunt, quam morbi radix sit evulsa. Hæc in tenuissimo sanguine virus habet, quam nulla graviora sequuntur incommoda.

Tertius.

Tertia species gravior ac jam vera lues est : hac rubræ aut flavæ pustulæ primum quidem circa frontem, ac tempora, poneque aures, deinde in capite, atque etiam toto corpore erumpunt et extuberant, rotundo schemate siccæ sine pure ; quæ deinde sicca crusta obducuntur, atque, si negliguntur, serpunt in ambitum excavantque cutem, dum ex pustula verum ulcus evadat, quod fere virulentum est, ac sordidum. Partes

La variété la plus bénigne est celle qui fait tom- *Premier degré du Mal. Ses si-gnes.*
ber peu à peu les cheveux et la barbe sans autrement
troubler le corps. Son venin en effet consiste en une
subtile vapeur qui, gagnant la surface du corps,
atteint la racine des poils. Il y a autant de différence entre la fièvre éphémère et la fièvre putride
qu'entre cette variété et les autres.

Une autre variété a déjà plus d'importance, c'est *Second degré.*
celle qui couvre toute la peau de taches innombrables et non saillantes; elles sont petites, lenticulaires, tantôt rouges, tantôt fauves, et ne peuvent
disparaître ou être effacées que la racine du Mal ne
soit arrachée. Son venin gît dans le sang le plus
ténu, et aucun symptôme plus grave ne lui succède.

La troisième variété est plus grave, et c'est là le *Troisième de-gré.*
vrai Mal vénérien. Ici, on voit des pustules rouges
ou fauves se produire d'abord autour du front, des
tempes, derrière les oreilles, puis sur la tête, et
enfin sur le reste du corps; elles forment des saillies de figure ronde, sèches, sans pus, qui se recouvrent ensuite d'une croûte sèche, et qui, si elles sont
laissées à elles-mêmes, augmentent d'étendue, creusent la peau et, de pustules, deviennent enfin de véritables ulcères, lesquels sont presque toujours viru-

quæ ad podicem, ad nares, atque fauces
sunt, quia tenellæ, omnium primæ exulcerari solent. Emergunt autem hæc, quum
jecur ipsum, atque sanguinis humorumque
massa labefactatur, à qua protinus carnosæ
mollesque partes detrimentum capiunt.

Quartus. Quarta his species succedit, quum invalescens lues solidas partes, ossa, vincula, membranas ac nervos adoritur. In his jam vitiatis
excrementa multa, crassa quidem et glutinosa, pro partis conditione, sed tamen maligna congestione cumulantur, quæ nonnunquam in tendones, sæpius inter ossa et
periostia confluunt. Hæc quum vel membranam ab osse divellunt, vel eam malignitatis
acrimonia feriunt, cruciatus cient implacabiles, qui noctu fere ingravescunt. Ab his
demum coagmentatis præduri tophi cruciatu
multo graviore succrescunt. Eadem porro
quum in osse subsistunt, id amplificant,
distendunt atque etiam exedunt, ut ejus
sæpe deprehensa sit monstrosa figura. Tandem vero corpus vigiliis, diris cruciatibus
confectum, et atrophia marcescens, vita destituitur.

lents et d'un aspect repoussant; les parties voisines de
l'anus, des narines et de la gorge, sont les premières à
s'ulcérer comme étant les plus délicates. Or, ces pustules sortent quand l'infection a gagné le foie lui-même
ainsi que la totalité des humeurs et du sang qui, ensuite, propagent le Mal aux parties molles et charnues.

La quatrième variété succède à la précédente, *Quatrième de-*
quand le Mal ayant envahi les parties solides, gagne *gré.*
les os, les tendons, les muscles et les nerfs. Dans
ces parties viciées s'accumulent quantité d'excrétions
épaisses ou gluantes suivant la nature de chacune de
ces parties, mais provenant toujours d'une congestion maligne. Ces excrétions se produisent quelquefois sur les tendons et plus fréquemment entre les
os et le périoste; enfin, soit en soulevant la mem-
brane qui recouvre les os, soit en l'attaquant par
l'âcreté de leur venin, elles provoquent d'atroces
douleurs, presque toujours avec exacerbation nocturne. De leur accumulation naissent, avec aggravation de la douleur, des tumeurs très-dures qui, en
se fixant sur les os, augmentent leur volume, les
boursoufflent, et les minent à tel point que leur
forme devient souvent monstrueuse. Finalement, le
corps épuisé par l'insomnie et ces tourments affreux,
s'amaigrit, s'atrophie, et la vie l'abandonne.

Quomodo diffe-
at ab arthritide?
Longissime hi dolores distant ab arthritide, quod hæç brevi parvoque tempore exo-
ritur, idque ex defluxione, quæ repente in
articulum incubit. Dolores vero luis venereæ sensim multoque tempore procedunt ab
eo excremento, quod pars male affecta paulatim congessit. Adhæc arthritis aut in arti-
culo, aut citra hunc consistit, fixaque est.
Dolores ex lue, non articulos, sed medios
artus obsident, in quibus et plerumque
tophi concrescunt, maxime vero in fronte
et capite, in clavibus, in medio humeri osse,
et in medio cubiti radio, et in parte priore
tibiæ, nonnunquam in aliis quoque ossibus.
His ergo ex signis unaquæque luis species
dignosci percipique potest.

Quomodo non
atis manifesta in-
aganda?
Quum autem ex dubiis signis de lue ambigitur, ejus origo altius est investiganda, à
qua parte initium habuerit. Etenim quoniam non nisi attactu contrahi potest, necesse est labes aliqua in ea primum parte
comparuerit per quam insertum est virus.
Hæc enim prima se profert in partibus obscœnis si concubitu, in summa cute si accu-
bitu contracta est : in nutricum mammis, si

Ces douleurs diffèrent beaucoup de celles de la *En quoi ces accidents diffèrent* goutte, car celle-ci naît rapidement et en peu de *de la goutte.* temps d'une fluxion qui tout à coup se jette sur une articulation, tandis que les douleurs du Mal vénérien procèdent graduellement et lentement de cette excrétion qui s'est accumulée peu à peu dans la partie affectée. En outre, la goutte siége et est fixée dans une articulation ou alentour. Les douleurs du Mal vénérien ont pour siége non les articles, mais le milieu des membres, où la plupart du temps des nodosités se forment, et surtout le front, le crâne, les clavicules, le milieu de l'humerus et du radius, la partie antérieure du tibia, quelquefois aussi d'autres os. On peut donc à ces signes distinguer et reconnaître chaque variété du Mal vénérien.

Mais lorsque les signes sont douteux et le diag- *Quand le Mal* nostic incertain, c'est plus haut, à son point de dé- *n'est pas très-évident comment le* part, qu'il faut rechercher l'origine du Mal. Car, puis- *reconnaître?* qu'il ne peut se prendre que par le contact, il doit nécessairement se manifester là où le poison a été primitivement introduit. En effet, le Mal se montre d'abord aux parties honteuses s'il résulte du coït, à la peau des régions externes du corps si l'on a seulement couché avec un individu infecté, aux

inquinatus erat infans : in infantis ore et faucibus, si nutrix infecta. Emergunt autem in obscœnis partibus pustulæ, ulcera maligna, virulentaque gonorrhœa, inguinum bubones. Sed hæc nisi altius intro subeant, nondum lues sunt venerea, sed rudimentum et veluti character ejus impendentis.

Huc affinitate quadam attexendi videntur reliqui tum venenati, tum contagiosi affectus, et quicunque virulentarum bestiarum ictibus infliguntur. At quoniam præcipua eorum cognitio ex causarum animadversione capitur, non ante duxi de his tradendum, quam eorum curandorum ratio quoque subnectatur.

seins des nourrices si l'infection vient de l'enfant, à
la bouche et dans la gorge de l'enfant si elle vient
de la nourrice. On voit paraître aux parties honteuses des pustules, des ulcères malins, une gonorrhée virulente et des bubons inguinaux. Cependant
à moins qu'ils ne pénètrent plus profondément [u'], ces
accidents ne sont pas encore le Mal vénérien, mais
c'est par eux qu'il débute et on peut les considérer
comme pathognomoniques de son invasion.

A ce sujet paraissent se rattacher par quelque
affinité les autres affections, soit de venin, soit contagieuses, et toutes celles qui résultent de blessures
faites par les bêtes venimeuses ; mais, comme c'est
surtout en étudiant leurs causes qu'on arrive à les
connaître, j'ai cru devoir n'en traiter qu'en y joignant la manière de les guérir.

FRAGMENTUM II

DE LUE VENEREA DIALOGUS

Luis venereæ,

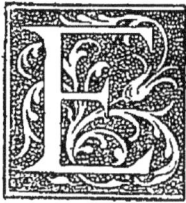

UDOXUS. Qualis est virulentorum animantium pernicies atque contagio, talem velim existimetis latere ac teneri in lue venerea, nisi quod hæc fortasse minus præsens ac mortifera sit.

BRUTUS. Gaudeo te in hujus morbi sermonem incidisse, de quo tam multi multa scripserunt, quæ palato meo non sapiant, quocirca tuam ea de re sententiam magnopere *Prima origo.* optamus audire. Hujus primam originem alii siderum insolenti constitutioni, alii aquarum inquinamentis, alii cujusdam scorti impuritati referunt acceptam. Cæte-

FRAGMENT II[v']

TIRÉ DU LIV. II DES RAISONS CACHÉES DES CHOSES
CHAP. XIV DES MALADIES CONTAGIEUSES

DIALOGUE SUR LE MAL VÉNÉRIEN

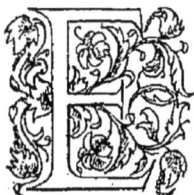

EUDOXUS. — Croyez-le bien, le *Le Mal véné-rien.* Mal vénérien porte en lui-même un principe contagieux, un poison caché, tout à fait comparable à celui des bêtes venimeuses, sauf qu'il est moins immédiat et moins mortel dans ses effets.

BRUTUS. — Je suis bien aise de vous entendre parler de cette maladie sur laquelle tant de gens ont écrit des choses que je ne saurais goûter, et nous désirons vivement savoir ce que vous en pensez.

Son origine première est attribuée par les uns à *Première origine.* une disposition exceptionnelle des astres, par d'autres à la souillure des eaux, par d'autres à la malpropreté d'une courtisane. Au reste, quoique le Mal se soit

rum licet ea lues sensim contagione in
omnem Europam , Africam , Asiam et
extremam Indiam defluxerit , omnemque
orbis partem, quæ nostratium commerciis
utitur, impleverit : quoniam tamen deprehensa est ab uno quopiam aut admodum
paucis, Neapoli originem habuisse, non potuit sane, epidemiorum morborum conditione, à certo astrorum influxu derivari.
Quamplurimos enim paucis diebus afflixis-
set , tandemque tempore desiisset. Ego
proinde exploratiorem duxerim postremam
originis rationem.

Eudoxus. De origine haud magna con-
tentione decertem, sed de illius causa, de vi et
natura, ex qua curandi ratio omnis ducenda.

*Natura ejus con-
tagiosa.*
Primum autem occultam et venenatam illius esse naturam, tum ex invasionis modo,
tum ex iis quæ mox tradentur perspicuum
fiet. Atque cum neminem unquam hac lue
labefactaverit inquinati aëris inspiratio, non
debet ea inter epidemios recenseri. Quum
nec alimentorum impuritate, nec vitio unquam sit orta, non numerabitur in simpli-

étendu peu à peu par contagion sur l'Europe, l'Afrique, l'Asie, l'extrémité de l'Inde, et qu'il ait envahi tous les points du globe en rapports de commerce avec nous, comme l'on admet qu'il a été dans l'origine apporté de Naples par un seul ou par quelques individus très-peu nombreux, il n'a pu certainement dériver, ainsi que les maladies épidémiques, de l'influence des astres. Il aurait, dans cette hypothèse, frappé un très-grand nombre d'individus en peu de jours; et puis on l'aurait vu cesser avec le temps. Je pense donc que la dernière de ces origines est la plus sûre.

EUDOXUS. — Je n'insisterai pas beaucoup sur la discussion de son origine, mais sur sa cause, sa force et sa nature, d'où le traitement doit se déduire entièrement.

Et d'abord, que sa nature soit occulte et venimeuse, c'est ce que feront voir et son mode d'invasion et ce que nous dirons bientôt. De plus, comme jamais personne n'a contracté ce Mal par l'inspiration d'un air infecté, on ne doit pas le mettre au nombre des épidémies. Comme il n'est jamais venu de l'impureté ou de la mauvaise qualité des aliments, on ne le comptera pas parmi les maladies simplement veni-

Il est de nature contagieuse.

citer venenatis. Restat igitur habeatur in
contagiosis. Veneni quidem ac perniciei
hujus vis et efficacia tempore delitescit, et
tempore copiosis signis et argumentis se
prodit. Utque rabidi canis, aut scorpionis,
ita hujus venenum, ab ea sede quæ sit contagione labefactata, sensim in omne corpus
perreptat atque sævit, ut plane contagiosorum morborum naturam imitetur. Qua
parte contactus et societas est, ab ea maxime
prehendit et initium ducit. Qui venereo
complexu jungitur cum inquinata, à pudendis luem contrahit. Nutrix à qua pollutus
infans lac sugit, à mammis; condormiens
inquinato sudore diffluenti, à cute et à summis corporis partibus; qui effusiore osculo
salivam exceperit, ab ore; infans vitiata
nutrice altus, nunc ab ore, nunc ab interioribus ; obstetrix quæ infectæ parturienti
opem tulisset, à manu, quæ tandem excidit.
Hujus tamen veneni quia vis est hebetior,
non nisi in apertam nudamque partem
invadit. Partium à quibus lues exordium
capit, aliæ aliis gravius vitæ discrimen adfe-
runt : omnium exitiosissima est, quæ ab

meuses. Il faut donc le ranger parmi les contagieuses. La force et les effets de son venin pernicieux restent cachés un certain temps[g], pour se manifester plus tard par des preuves et des signes
nombreux ; et, de même que ceux du chien enragé
et du scorpion, son venin, du point infecté par la
contagion, s'étend et sévit peu à peu dans tout le
corps, se conformant à la nature des maladies contagieuses. Le point du corps où se sont produits le
contact et le rapport des surfaces est celui où le Mal
débute le plus souvent. L'homme qui a des rapports
avec une femme infectée contracte le Mal par les
parties honteuses ; la nourrice, dont un enfant souillé
suce le lait, le contracte par la mamelle ; la peau
et les parties superficielles du corps se prennent
chez l'individu contagionné par la transpiration de
son compagnon de lit ; celui que la salive d'un
baiser lascif a souillé est atteint à la bouche[j] ; ce sont
tantôt la bouche, tantôt les organes intérieurs, chez
l'enfant qu'allaite une nourrice malade. Une sage-
femme, prêtant son secours à une femme en couche
infectée, fut contaminée à la main et finit par la
perdre. Toutefois, la force de ce venin n'est pas
assez grande pour sévir autrement que sur une
partie nue et ouverte. Suivant que le Mal débute

interioribus et reconditis visceribus, aut à
partibus obscœnis inchoatur, cæteræ leviores et minus periculosæ.

Ejus signa. Quanquam autem illius una eademque
perpetuo est essentia, ut tamen corpora quibus insederit, natura, temperamento, affectu
et habitudine variant, ita distincta multipli-
ciaque symptomata inducit, alia quidem in
bilioso, alia in pituitoso, alia in melancho-
lico; non enim si biliosus pituitosæ concu-
buerit, eisdem atque illa symptomatis pre-
metur. Non igitur possint ex symptomatum
differentia, propriæ morbi differentiæ, cons-
titui. Cuicunque particulæ lues primum insederit, illic inhærescens pustulam excitat,
interim et ulcusculum. Inde longius prorepens radices figit, sensimque partium continuatione adacta, interiora subit, et ad extremum, ni medicamentum adhibueris, furore
corpus universum vastat atque depopu-
latur. Hinc venenum malo subesse intelligitur, non aliter quam scorpii aut rabiosi

dans telle ou telle partie, les dangers qu'il fait courir à l'existence sont plus ou moins grands. Le cas
le plus grave, c'est quand le Mal attaque d'abord
les organes intérieurs et cachés ou les parties honteuses ; dans les autres cas il est moins dangereux.

Quoiqu'il n'ait jamais qu'une seule et même   *Ses signes.*
essence, comme les sujets qu'il affecte diffèrent de
nature, de tempérament, de disposition et de
complexion, ses symptômes offrent des variétés
nombreuses et distinctes, suivant que le sujet est
bilieux, pituiteux ou mélancolique. Car, si un bilieux
a des rapports avec une femme pituiteuse, il ne
souffrira pas des mêmes symptômes qu'elle. On ne
peut donc établir les différences propres de la maladie d'après la différence des symptômes. Si petit
que soit le point où le venin s'est introduit, en s'y
établissant il développe une pustule, puis un petit
ulcère par lequel il se fixe au moyen de racines qu'il
pousse plus avant ; insensiblement, il atteint les parties intérieures par leur continuité même, enfin, si
l'on n'y porte remède, il ravage tout le corps. C'est
ce qui montre l'existence dans le Mal vénérien d'un
poison qui se répand dans tout le corps, comme le
venin du scorpion ou du chien enragé. Ces signes

canis virus, perreptans in omne corpus.
Illius signa varia efficit partium natura ad
quas pedetentim repit et permanat. Quum
virus (exempli gratia) concubitu à pudendis
madore perfusis initium habet, pustulas in
his primum et ulcuscula evocat contumacia
mali moris. Vapor dein aut spiritus ductu
cavo pudendi intro repens (neque enim
credibile est humoris quicquam eo subire)
venæ cavæ sanguinem arteriæque majoris
spiritum labefactat : tumque bubo prorumpit in inguine. Hinc vasis spermaticis renibusque affectis gonorrhœa se prodit, qua
virus turpissime velut eructando ejicitur.
Cum execrandum malum in jecur et in
ventriculum invasit, levis quidam alvi fluor
suboffendit; moxque cum jecore sanguis
polluitur, cunctæ corporis venæ participes fiunt; eoque in artus, in musculos et in
cutem disseminato, compressum maleficium
atque tacitum erumpit : prosiliuntque lividæ
rubentesque pustulæ, ulcuscula crustosa
et herpetes, nonnullis ulcera cava atque
maligna, biliosis quidem phagedænica et
exedentia, melancholicis cancrosa, pituito-

varient suivant la nature des parties vers lesquelles
il rampe et s'avance peu à peu.

Quand le poison, par exemple, est inoculé par le
contact humide des parties génitales, il y développe
d'abord des pustules, et de petits ulcères malins et
rebelles. Ensuite, sa vapeur ou son esprit se glissant
par le canal de l'urèthre (car on ne peut croire
qu'une humeur quelconque y pénètre) vient infecter
le sang de la veine cave, et l'esprit de la grande
artère. Alors le bubon apparaît à l'aîne; de là, les
vaisseaux spermatiques et les reins étant affectés, la
gonorrhée se produit, et celle-ci semble vomir le
poison au dehors k. Quand cet horrible Mal a atteint
le foie et l'estomac, il se produit un léger flux intes-
tinal. Bientôt le sang est infecté avec le foie, toutes
les veines en reçoivent leur part et le répandent
dans les membres, dans la peau et les muscles;
le fléau contenu, caché jusque-là, fait irruption, et
l'on voit surgir des pustules livides et rougeâtres,
de petits ulcères croûteux et des dartres; chez
quelques-uns des ulcères profonds et malins, pha-
gédéniques et rongeants chez les sujets bilieux;
chancreux chez les mélancoliques, plus bénins chez
les pituiteux mais aussi plus fétides, et secrétant

18.

sis leviora sed sordidiora, et humore quodam mucoso fœtidoque manantia; sanguineis crebriora et carbunculi effigie. Omnia quidem labris præduris, tumentibus et inversis, quæ exesa carne, ipsa etiam ossa depascunt, primum tenella, qualia sunt nasi et palati, deinde solidiora, quæ putria cariosaque tempore excidunt. Ab iis, cum malum jam cerebrum summamque corporis arcem obsidet, multa supervacua pro partis conditione pituitosa, colligi necesse est : quæ si interclusa capite teneantur, magnum et acerbum dolorem commovent : sin foras sub cutem capitis promineant, et in articulos vel in artus deturbentur, his aut cruciatus excitant immanes ac diuturnos, qui noctu maxime invalescunt, aut tophos præduros scirrhososque tumores, haudquaquam tamen doloris expertes. Quanquam enim pituitosa videtur materia, veneni tamen maleficio perfusa, acrimoniæ particeps est. Hinc sub ossium membranas se recondens, tum acrimonia, tum distentione dolorem excitat. In ossium vero substantiam per tenues quasi tubos se inferens, illa diffundit

une sorte de mucosité infecte; enfin plus abondants
et en forme de charbon chez les individus san-
guins. Tous ces ulcères ont des bords très-durs,
tuméfiés et renversés; quand la chair est détruite,
ils s'attaquent aux os eux-mêmes, commençant
par les plus minces, comme ceux du nez et du
palais, et prenant ensuite les plus résistants, que la
pourriture et la carie détruisent avec le temps.
Ensuite, quand le Mal assiége le cerveau, la cita-
delle la plus importante du corps, il se forme
nécessairement suivant la condition de la partie,
beaucoup de produits pituiteux inutiles, qui, s'ils
restent renfermés dans la tête, déterminent une
grande et cruelle douleur. S'étendent-ils hors du
crâne sous la peau? se jettent-ils sur les articulations ou sur les membres? ils causent des douleurs insupportables et continues qui s'aggravent
encore pendant la nuit, ou bien donnent naissance
à des nodosités très-dures, à des tumeurs squirrheuses, qui ne sont pas cependant exemptes de
douleurs. En effet, quoique cette matière paraisse
pituiteuse, comme elle est imbue de la malignité du
venin, elle participe de son âcreté. Ainsi, quand elle
s'accumule sous le périoste, elle détermine de la
douleur soit par cette âcreté, soit par la distension

dilatatque in tumorem, quæ tandem carie
consumpta putrescunt. Si minus acris et
mordax materia cutem non exedit, ad pilorum radices effusa malignitate aut venenato
vapore effluvium concitat, quo plerique visi
sunt sine capillis, sine supercilio, sine
barba, sine pilis, qui postea tempore repullularunt. Quum tam multa ubique sint
hujus perniciei signa, nullum tamen cernitur in urinis, neque ex his quisquam aut
hoc aut aliud ullum veneni genus possit
deprehendere. Jam vero hæc paucula de
venerea lue si adhibito animi judicio studiose observabitis, cui vestrum non perspicua sit ejus pernicies ? Quis ex vobis eam
veneni participem esse inficiabitur ? Si in
omne corpus disseminata serpit, non aliter
quam quæ à rabidi canis morsu infertur,
possitne expers esse veneni ? Neque vero in
externas duntaxat quæ sub aspectum veniunt, verumetiam in interiores quasque
partes, in ipsaque viscera penetrat, quæ
(quod de exanthematis afferebatur) dissectis
mortuis comparent pustulis ulceribusque
fœda. Plurimi sane hoc in morbo in aliis-

qu'elle cause, et quand elle se glisse dans la substance des os, par ces espèces de tubes très-ténus,
elle les dilate et les gonfle en forme de tumeur,
pour les faire enfin tomber en pourriture, quand
ils ont été minés par la carie.

Si cette matière moins âcre et moins mordicante
n'entame pas la peau, elle se répand à la racine des
poils dont elle amène la chute par une vapeur maligne et venimeuse; aussi voit-on beaucoup d'individus chez qui cheveux, sourcils, barbe et poils,
sont tombés, et dans la suite ont repoussé. Quoique
les signes de ce Mal soient très-nombreux et qu'on
les rencontre partout, on n'en voit pourtant aucun
dans les urines qui ne signalent pas plus la présence de ce Mal que celle de tout autre venin.

Or, si vous considérez maintenant avec attention
ces quelques indications sur le Mal vénérien, pouvez-
vous ne pas reconnaître sa malignité? Pouvez-vous
nier qu'il ne participe d'un venin? S'il s'étend et se
dissémine dans tout le corps de même que le mal
causé par la morsure d'un chien enragé, peut-il
manquer de virulence? Il ne borne pas, en effet, ses
atteintes aux parties externes qui s'offrent à la vue,
mais il pénètre jusqu'aux parties internes, jusqu'aux
viscères même, qui, lors de l'ouverture des cadavres,

que venenatis captiosa eaque admodum
inani ratione falluntur, quod dum vident
symptomata hæc omnia cum humoris cujusdam vitio insultare, nihil præter humorem
inesse putant, nihil majus animo concipiunt, neque acriore illa animi acie perscrutantur, num aliud quippiam in humore
subsit in quo præcipua affectionis causa
consistat : quale procul dubio si sensu non
cernimus, oportet certe ratione et intelligentia comprehendere, alioquin in maxima-
rum rerum ignoratione versari. Itaque vis
illa veneni, tenuis admodum ac fere corporis
expers, sensusque nostros effugiens, aut in
humore aut in alio quovis corpore inhærescit, quod subjectum duntaxat quasi vehiculum est ejus quæ nos afficit maleficiosæ
facultatis. Qui enim possit corpori nostro
vim inferre sola virtus incorporea ?

Quæ jam minus quam antea vehementia. BRUTUS. Omnem certe hac de re dubitatio-
nem et velut caliginem, dilucida interpre-

apparaissent comme pour les fièvres exanthéma-
tiques couverts de pustules et d'ulcères. Aussi, dans
cette maladie comme dans les autres maladies venimeuses, vous voyez la plupart des médecins se tromper en se fondant sur une raison captieuse et tout à
fait vaine. Tous ces symptômes leur apparaissent
avec accompagnement de trouble d'une des humeurs,
et ils ne voient rien au-delà de cette humeur, ils
n'élèvent pas plus haut leurs visées et s'inquiètent
peu de découvrir, guidés par un esprit chercheur et
curieux, s'il n'existe pas dans cette humeur quelque
autre chose en quoi puisse consister la principale
cause du Mal. Cette inconnue qui échappe à nos
sens, le raisonnement et l'intelligence doivent nous
aider à la dégager, autrement nous tomberions dans
une grande ignorance des choses. Ainsi donc, ce
poison, d'une ténuité extrême, presque sans corps
et se dérobant à nos sens, est inhérent à l'humeur
ou à tout autre corps servant uniquement de véhicule à la force malfaisante dont nous recevons l'atteinte. Comment en effet une force incorporelle
pourrait-elle à elle seule faire violence à notre
corps?

BRUTUS. — Votre explication, si claire, a certai- *Sa violence est moins grande qu'autrefois.*
nement dissipé tous les doutes et l'obscurité que

tatione discussisti. Velim tamen insuper mihi aculeos ex animo evellas, quos nonnulli infixerunt. Ajunt illi, hanc luis venereæ contagionem, et in dies mutari, et jam prorsus inclinare atque consenescere, ut sit posthac brevi finem habitura. Quid quæso hac de re statuis?

EUDOXUS. Hanc nisi sua clementia Deus optimus extinguat, aut effrenem hominum libidinem temperet, nunquam extinctum iri, sed fore humano generi comitem et immortalem!

PHILIATROS. Circumferunt tamen olim pustulas fœdas erupisse complures, dolores admodum paucos : nunc contra, pustulas esse nullas, dolores autem atroces cum tuberculis scirrhosis.

EUDOXUS. Id fortasse effecerit non luis conditio, sed præpostera multorum curatio. Adeo enim nunc ea mortalibus est formidabilis, ut vel illius minima suspicione confestim ad remedium ex hydrargyro concurratur : quod sane pustularum ardorem extinguit, at destillationes articulorumque dolores exagitat.

cette question pouvait présenter. Je voudrais pourtant que vous arrachiez de mon esprit des idées qui me persécutent et que quelques auteurs y ont introduites. Ils disent que cette contagion du Mal vénérien se modifie de jour en jour, qu'elle décline, vieillit sensiblement, et doit bientôt prendre fin. Veuillez me dire votre sentiment sur ce point.

EUDOXUS. — A moins que Dieu, dans sa clémence, ne mette fin à ce fléau, ou qu'il ne modère la luxure effrénée des hommes, cette maladie ne s'éteindra jamais et sera pour toujours la compagne du genre humain.

PHILIATROS. — On dit pourtant qu'autrefois l'éruption des pustules était plus abondante, les douleurs très-légères, et qu'à présent, au contraire, on n'observe pas de pustules, mais des douleurs atroces avec de petites tumeurs squirrheuses.

EUDOXUS. — Cela résulte non d'un changement dans la nature du Mal, mais plutôt du traitement malentendu, employé par le plus grand nombre. En effet, ce Mal est aujourd'hui tellement redouté, qu'au moindre soupçon on recourt immédiatement au traitement par l'hydrargyre, qui sans doute éteint le feu des pustules, mais augmente l'état catarrhal et les douleurs articulaires.

BRUTUS. Tune igitur vulgarem illam medendi rationem confirmas?

Luis venereæ cura hactenus recepta, EUDOXUS. Nihil equidem minus, quod ea morbi symptomatis duntaxat succuratur, radice neglecta. Ad tetræ hujus et immanis belluæ oppugnationem omnes machinas adhibuerunt. Alii sperant se initio radicem vacuationibus evulsuros : purgant valide, dehinc quibus competit sanguinem mittunt, mox reliquias idoneis syrupis præparant, quas et secundo et tertio interdum et quarto expurgent. Ea certe curatio si malum inter initia consistit, solusque corporis spiritus vel humor inquinatur, plerumque liberat, non item si jam partium substantia obsidetur. Alii ratione non admodum dissimili, tenui extenuanteque victu, et potu ex hebeno guajacina vel sancta, vel ex Chinarum radice corpus absumunt, humores detergunt dissipantque in urinas et sudores. Hinc necesse est pustulas et ulcera cum corpore siccari et sanescere, tophos præduros incidi atque dissolvi, ex hisque natos dolores mitescere. At symptomata isthæc putato, morbi vero essentiam multo

BRUTUS. — N'approuvez-vous donc pas ce mode de traitement si répandu ?

EUDOXUS. — Non certes, car il ne remédie *Cure du Mal employée jusqu'ici,* qu'aux symptômes du Mal sans en atteindre la racine. On a mis en œuvre toutes les machines pour attaquer cette noire et cruelle bête. Les uns espèrent l'arracher au début, par les évacuations. Ils purgent fortement, tirent du sang quand il y a lieu, préparent ensuite par des sirops appropriés le reste des matières à évacuer, et les enlèvent par un second, un troisième et quelquefois un quatrième purgatif. Si le Mal est au début et que l'infection n'ait encore atteint que l'esprit ou l'humeur du corps, ce traitement suffit le plus souvent; mais il n'en est pas ainsi quand les organes sont attaqués dans leur substance même. D'autres, suivant une méthode qui n'est pas sans analogie avec la précédente, à l'aide d'une alimentation légère et débilitante, de boissons préparées soit avec le bois de gaïac ou Saint-Bois, soit avec la squine *¹* affaiblissent le corps, isolent les humeurs et les dissipent en urines et en sueurs. Il en résulte nécessairement que les pustules et les ulcères se sèchent avec le corps et guérissent, que les nodosités malgré leur dureté se divisent et se dissolvent, et que les douleurs qu'elles causaient

diversam,, quæ illis abeuntibus, etiamnum
tanquam radix solidarum partium substantiæ firmius inhærescit. Alii unctionibus
ex hydrargyro curationem suscipiunt. Cum
enim hydrargyrus non (ut plerisque visum
est) calida sit, sed adeo frigida ut vi narcotica dolores quoscunque sopiat et leniat,
optima ratione sanguinis eruptiones, bilis
ardores exesionesque retundit, pustulis ulceribusque malignis opitulatur. Quum eadem vehementer humida sit , præduros
tumores emollit, concretosque dissolvit. Et
quoniam adeo tenuium est partium , ut
omnia vel durissima metallorum corpora
subeat, penetret atque dissolvat, multa è
corpore per sudores dissipat, quædam purgatoria vi in alvum deturbat, multamque
pituitam ex ore prolicit. Quocirca ex acci-
denti desiccans, vacuansque symptomatum
materiam, illis non parum succurrit. Ac
certe crudelius quam guajacum , magno
oris tædio, graviore virium jactura, et im-
minentiore periculo. Etenim cerebrum
tanto frigore offendit, ut rheumatismis
deinceps opportunum maneat: nervos, ar-

diminuent. Mais, croyez-moi bien, ce ne sont là
que des symptômes ; l'essence du Mal est toute autre
chose et, les symptômes disparus, elle tient encore
et plus fortement que jamais, comme par une racine,
à la substance des parties solides. D'autres entrepren-
nent le traitement par les frictions hydrargyriques.
En effet, l'hydrargyre n'est pas chaud, comme on le
croit généralement, mais tellement froid que, par sa
force narcotique, il assoupit et apaise toutes les douleurs. Il arrête très-bien les éruptions de sang, les
ardeurs de bile, les démangeaisons et guérit les pustules et ulcères malins. Comme il est aussi très-
humide, il amollit et dissipe les tumeurs les plus
dures et les plus invétérées. Enfin, comme il se
compose de parties si ténues qu'il pénètre et dissout
les corps métalliques quelle que soit leur dureté, il
fait sortir beaucoup de malpropretés du corps par les
sueurs, en chasse quelques-unes dans le ventre par
sa force purgative, et fait couler de la bouche une
abondante pituite. C'est donc par hasard, en desséchant et évacuant la matière produite par les symptômes, qu'il est contre eux d'un grand secours. Mais
à coup sûr il agit plus cruellement que le gaïac, en
causant de grands dommages dans la bouche, une
plus grande perte des forces et un péril plus im-

ticulos eatenus laxat et debilitat, ut in omnem fluxionem proni evadant, suscitenturque tremores immedicabiles, et recentes cruciatus pristinis graviores. Non ut in simplici arthritide hi repente oboriuntur, neque foras prominent, sed sensim radice altius defixa, penitius fere in ossa tibiæ et humeri subeunt. Hydrargyrus tanto periculo symptomatis opem ferens, mali radicem haudquaquam evellit. Quo fit ut tum hæc, tum superiores inefficaces sint et parum tutæ, cum periculo recidivæ, quum præsertim lues initium præterlapsa, ipsam partium substantiam obsedit. Tempore siquidem revirescit, recurritque interdum post annum trigesimum, tantoque intervallo mali fomes quasi sepultus delitescit. Et nihilominus qui tum expertes mali prorsusque expeditos se putant, alios cum quibus concubuerint, contaminant, prolemque gignunt ea lue conspersam, indicium profecto, tum temporis mali fermentum in venis in ipsisque partibus reservari, et ut dicere solent, in ipsis quasi medullis latere. Recidiva raro persimilis est radici, neque

minent. En effet, il refroidit tellement le cerveau
que celui-ci reste dorénavant disposé aux catarrhes ;
il relâche et débilite les nerfs et les articulations, à
ce point que les uns et les autres deviennent sujets
à toute sorte de fluxions, qu'il survient des tremblements incurables et enfin de nouvelles douleurs plus
cruelles que les premières. Elles ne s'éveillent pas
tout à coup, comme dans la simple goutte ; elles ne
produisent pas de saillies à l'extérieur ; mais, pous-
sant peu à peu leurs racines plus avant, elles pénètrent pour ainsi dire jusqu'au centre du tibia et de
l'humérus. L'hydrargyre, remède si dangereux des
symptômes, n'arrache jamais la racine du Mal. Ce
moyen, de même que les précédents, est donc ineffi-
cace et donne peu de sécurité à l'égard de la récidive, surtout quand le Mal, n'étant plus à son début,
attaque la substance même des organes. Il revient en
effet, il se ranime quelquefois après trente ans ꝗ, et
pendant ce long intervalle le levain du Mal demeure
caché et comme enseveli. Néanmoins ceux qui se
croient alors en santé et complétement guéris, infectent les personnes avec lesquelles ils cohabitent, et
engendrent des enfants couverts des signes de la
maladie ʳ, ce qui montre bien que, pendant ce temps,
le ferment du Mal a été tenu en réserve dans les

iisdem symptomatis, sed fere destillatione, arthritide, artuum dolore, tophis, vel ossium carie molesta; neque pari contagione, eos cum quibus societas est, afficit, quod auxiliis humoris furor et impetus repressus sit, etiam nondum mali radice evulsa.

BRUTUS. Hanc igitur quanam alia ratione putas extirpari posse ?

Sed desideratur ea quæ fit per propria Alexipharmaca.

EUDOXUS. Propriis antidotis et alexiphar-macis. Neque enim hydrargyrus, neque hebenus alexipharmacorum aut antidotorum vim obtinent , sed empiricorum inventa sunt, quæ plerique vulgi imitatione inducti tanquam fucum adhibent malo, quum certe foret consultius imitatione curationis rabiosorum à veteribus institutæ, remedia in id meditari consentanea.

BRUTUS. Miror equidem, sæpeque sum miratus, neminem hoc toto seculo veram luis curationem attigisse, persuasus satis

veines et dans les organes eux-mêmes, ou, comme on a coutume de le dire, qu'il s'est caché jusque dans les moelles. La récidive est rarement semblable à la première atteinte, elle ne présente pas les mêmes symptômes, mais du catarrhe, des douleurs articulaires des membres, du gonflement ou la carie des os. Le danger de la contagion n'est pas non plus le même pour ceux avec qui l'on a commerce; car la fureur et la violence de l'humeur sont diminuées par les remèdes, bien que la racine du Mal ne soit pas arrachée.

BRUTUS. — Par quel autre moyen pensez-vous donc qu'on puisse l'extirper?

EUDOXUS. — Par les antidotes spéciaux et les alexipharmaques, que ni l'hydrargyre ni le gaïac n'égalent en puissance. Pures inventions d'empiriques, ces deux agents sont, à l'imitation du vulgaire, employés par beaucoup de gens comme remède à leur Mal, tandis qu'il serait certainement plus sage, en s'inspirant du traitement des enragés, institué par les anciens, d'étudier les remèdes appropriés au Mal dont nous parlons.

On n'en connaît pas qui s'obtienne par des antidotes.

BRUTUS. — Pour moi, je m'étonne et je me suis souvent étonné, que personne dans notre siècle ne soit arrivé au véritable traitement du Mal vénérien, bien

veram eam non esse quæ circumfertur.

PHILIATROS. Omnes quæstui inhiant, et posthabita investigatione veri, quicquid primum sors obtulit sequuntur. Male nobiscum ageretur si novi sæpe morbi emergerent, quando ne unius quidem remedia assequi valemus.

EUDOXUS. Itaque ut rabiei, ita luis venereæ propria quædam est antidotus, quæ, etiam si neque victum admodum tenuem neque vacuationes multas præmittes, una possit labem eluere. Symptomata vero, ulcera, dolores, tophi, et quæcumque acriter urgent, idoneis nec tam longe petitis auxiliis expeditius tutiusque leniri possunt.

BRUTUS. Hæc ex te discere vehementer optamus.

EUDOXUS. Vos me rei novitate impulistis, ut nimis multa de tam fœda lue narrarem. Temporis brevitas plura non fert : neque hic abditorum morborum curationes, sed causas duntaxat ex professo investigamus demonstramusque.

persuadé que celui dont on fait usage n'est pas le vrai.

Philiatros. — L'intérêt guide tous ces guéris-seurs et, négligeant la recherche de la vérité, ils s'en tiennent au premier moyen que leur offre le hasard. Nous serions fort malheureux si l'on voyait souvent paraître des maladies nouvelles, nous qui ne pouvons trouver de remèdes à une seule.

Eudoxus. — Il est évident que, de même que pour la rage, il y a pour le Mal vénérien quelque antidote spécial, qui seul et sans qu'on use d'abord de la diète rigoureuse et des évacuations multipliées, peut guérir ce Mal. Quant aux symptômes, ulcères, douleurs, nodosités et tout ce qui fait souffrir le malade, on peut les amender plus vite et plus sûre-ment par des moyens appropriés et qu'il n'est pas besoin d'aller chercher si loin.

Brutus. — Nous désirons vivement les appren-dre de vous.

Eudoxus. — Vous m'avez amené par la nou-veauté du sujet à discourir trop longuement sur un Mal si affreux. Le temps nous manque pour en dire plus; d'ailleurs ce n'est pas le traitement des ma-ladies cachées, mais seulement leurs causes, que nous recherchons et démontrons *ex professo*.

FRAGMENTUM III

CURA DOLORIS, AN A LUE VENEREA

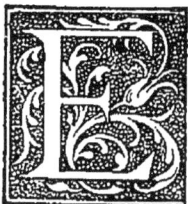

EGREGIAM sane operam videris impendere expugnando huic diuturno contumacique morbo, vereor tamen ne vires tenuiore victu tandem concidant : conservandæ sunt ac paulo pleniore cibo sustinendæ, ut omnem curationis decursum perferant. Audio novos dolores exortos, sed ea vis est potionis eaque natura, ut si quid in corpore tacite latebat, id primis diebus in apertum proferat, sæpeque dolores exasperet mox tamen disparituros. Quod etiam ventriculum novus dolor fatiget, ex eadem causa provenit, exagitati

FRAGMENT III [*]

CONSULTATION LXXII

TRAITEMENT DE LA DOULEUR, PROVENANT DU MAL VÉNÉRIEN?

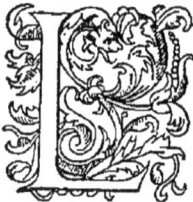

LE traitement que vous suivez contre cette maladie longue et rebelle me semble fort bon. Je crains cependant qu'avec une alimentation trop peu abondante, les forces ne tombent tout à fait. Il faut les conserver, les soutenir par une nourriture un peu plus solide, pour qu'elles puissent supporter la durée entière du traitement. J'apprends que de nouvelles douleurs sont survenues; mais telle est la force et la nature de la potion, qu'elle fait apparaître au bout de peu de jours ce qui pouvait exister à l'état latent dans le corps, et qu'elle exaspère souvent les douleurs pour les faire bientôt disparaître. La douleur

quippe vitiosi humores è visceribus eo
confertim irruperunt, hos itaque duxi in
primis expugnandos medicamento accom-
modato, cujus tibi compositionem descripsi.
Quo die id hauries, ab altera potione abs-
tineto, ac deinceps liberalius hac utere, ut
sudores copiosi undique dimanent. Qui si
ne sic quidem uberius exeant, eliciantur
æstuario, quod in sudore plantis pedum
assideat

nouvelle de l'estomac provient de la même cause,
car les humeurs vicieuses mises en mouvement ont
fait irruption de tous les organes sur ce point ; aussi
ai-je pensé qu'il fallait surtout les combattre par le
médicament approprié dont je vous ai décrit la com-
position. Le jour où vous le prendrez, abstenez-vous
de l'autre potion, dont vous userez ensuite plus lar-
gement, pour déterminer des sueurs abondantes et
générales. Si vous n'arrivez pas, même ainsi, à les
rendre plus copieuses, obtenez-les par l'étuve, où
l'on demeurera jusqu'à ce que la plante des pieds
transpire.

NOTES

Note A, page 3.

« *Il se contracte par le coït ou par quelque autre contact impur.* »

Est-il possible d'énoncer ce fait plus catégorique-
ment, et disons-nous mieux aujourd'hui ? Non, assu-
rément. Fernel prendra soin tout à l'heure de nous
énumérer ces contacts impurs ; il n'en omet aucun,
et son incrédulité pour les contagions fantaisistes ou
romanesques est au moins aussi remarquable que la
précision de sa théorie. Tout au plus peut-on lui re-
procher d'avoir admis la contagion par la sueur, mais
des faits authentiques de contagion médiate vraiment
extraordinaires, ayant été enregistrés par des hommes
dignes de foi, ce serait être bien rigoriste que de re-
procher à Fernel cette affirmation. Pipe, verre à
boire, couteau à papier utilisé comme abaisse-langue,
spéculum des diverses cavités, ont été des véhicules
suffisamment reconnus de nos jours, malgré leur peu
de probabilité apparente, pour qu'au XVIᵉ siècle la
sueur ait pu être considérée comme infectante.

NOTE B, PAGE 13.

«.... *à moins d'être fendu ou écorché.* »

Voilà encore une affirmation bien remarquable et qui limite clairement la contagion à l'*inoculation seule.* L'observation clinique et expérimentale a, depuis Fernel, surabondamment prouvé ce fait, qui, tout simple qu'il nous paraît aujourd'hui, mettait alors à néant les étiologies, plus absurdes les unes que les autres, enfantées par l'ignorance et la crédulité la plus inouïe. Fernel est, croyons-nous, le premier qui ait fait remarquer cette nécesssité d'une brèche pour l'introduction du virus. Vigo, Ulrich de Hutten, Bethencourt, Fracastor, pour ne parler que de ses plus illustres devanciers, tout en admettant la contagion par *contact* ou autrement, ne semblent pas avoir pensé qu'une petite fente, qu'une écorchure, si fine, si invisible même qu'elle fût, pût être nécessaire.

C'est la vérité pourtant, et Fernel l'a reconnu. Quelle n'est pas l'importance d'un fait pareil! Le vérolé, objet non seulement d'horreur et de dégoût, mais de crainte pour ceux qui l'approchaient, devient un être inoffensif et seulement à plaindre alors qu'un peu de précaution peut mettre à l'abri de sa contagion. Le danger existe toujours, il est vrai; mais il est connu et par conséquent à moitié conjuré.

Si nous insistons sur l'importance de cette phrase, c'est que Fernel, que près de quatre-vingts auteurs avaient précédé dans la description de la vérole,

n'eut pas grand'chose de nouveau à dire. Son mérite fut surtout d'avoir su réunir dans un ordre mé-
thodique les symptômes de cette grave maladie,
d'avoir franchement repoussé, lui l'adepte des sciences exactes et même quelque peu astrologue, toute
étiologie surnaturelle, en un mot d'avoir écrit un
livre complet sur un sujet qui déjà avait éveillé l'attention de remarquables observateurs, inspiré des
poëtes, mais n'avait soulevé que peu de critiques,
sauf à l'égard du traitement.

Note C, page 13.

« ..... *comme le venin du Basilic ou celui de la Torpille.* »

Fernel croyait et, longtemps encore après lui, on
crut à l'existence de cet animal fabuleux qu'on appelait le Basilic, dont la bave ou même le seul
regard donnait la mort. Il ne paraît pas qu'il ait jamais été décrit scientifiquement. A. Paré, qui en
donne la figure, le mentionne seulement comme le
plus venimeux de tous les reptiles. Linné donna ce
nom à un petit lézard inoffensif de l'Amérique du
Sud, à cause de la ressemblance qu'offrait ce reptile
avec celui dont les anciens avaient parlé. C'était à
la science d'observation et d'expérimentation qu'il
était réservé de faire justice de ces superstitions. Rap-
pelons-nous que, pour prouver combien était vaine la
réputation d'*incombustible* accordée à la Salamandre,
Buffon ne trouva rien de mieux que d'en jeter une au
feu, où naturellement elle brûla.

Quant à la Torpille, les effets produits par l'appareil électrique, alors inconnu, de ce poisson, devaient à juste titre lui faire attribuer par les anciens une puissance toxique des plus violentes.

NOTE D, PAGE 21.

« *Ce fut l'an de Jésus-Christ 1493, d'autres disent 1492*..... »

Fernel commet là une erreur, et ni l'une ni l'autre de ces dates n'est exacte. Charles VIII et son armée entrèrent en Italie en 1494, à Rome le 31 décembre de la même année, et à Naples au mois de février suivant (1494 vieux style, 1495 nouveau style). Du reste, d'après J. de Vigo, la syphilis n'aurait paru en Italie qu'en décembre 1494, c'est-à-dire au moment de l'entrée de Charles VIII à Rome; J. Catanès fixe son début à l'arrivée des Français à Naples, autrement dit dans les deux premiers mois de 1495; Marcellus Cumanus, le premier médecin qui ait observé des syphilitiques et décrit leur mal, soigna ses premiers malades au siège de Novare, où les troupes vénitiennes n'arrivèrent avec lui qu'en 1495, après la bataille de Fornoue, laquelle avait eu lieu le 6 juillet. Notons en passant que ces malades n'étaient pas des soldats vénitiens, ceux-ci n'ayant pas encore été mêlés à la guerre, mais bien des Milanais qui venaient de faire toute la campagne. D'autre part, Léonicène fixe l'apparition du Mal français dans l'été extrêmement chaud et humide qui suivit les terribles inondations du Tibre et des principaux fleuves de l'Italie; or les auteurs, et de ce nombre Pomponius, poëte du temps, nous disent

que ce fut en décembre 1494 et février 1495 qu'eurent lieu ces inondations. L'été dont parle Léonicène
serait donc celui de 1495, ce qui concorde parfaitement avec le récit de Marcellus Cumanus et avec la
date de la campagne du roi de France. Enfin Antonio Benivieni de Florence dit que le Mal se répandit en Italie et dans toute l'Europe en 1496 [1] ;
n'est-on pas conduit à penser, d'après cette phrase,
qu'on ne l'observa à Florence que six mois au moins
après son apparition au siège de Novare et non au
siège de Naples, qui n'a jamais eu lieu (Charles VIII
entra dans la ville presque sans coup férir) et que
tant d'auteurs ont assigné comme point de départ à
la vérole?

Il est probable que les sources où Fernel a puisé
sont les écrivains qui prirent la peste de Rome
en 1492 pour le début de la syphilis.

NOTE E, PAGE 23.

« ... *de même que cette peste anglaise.....* »

Fernel veut évidemment parler de la *Suette anglaise* qui éclata en Angleterre dans l'année 1486 et,
de ce pays, gagna le continent, qu'elle quitta pour y
revenir à plusieurs reprises, toujours sous la forme
épidémique, ce qui a rendu très-difficile la question
de sa contagiosité.

1. Cette question a été remarquablement traitée
par notre regretté ami Ed. Bassereau dans son travail sur l'*Origine de la Syphilis*. Th. Paris, 1873.

Note F, page 35.

« ... *sans qu'il y ait lésion du cerveau, principe du mouvement et du sentiment.* »

C'est Fernel qui le premier a reconnu que le cerveau était l'origine de *tous* les nerfs.

Note G, pages 39 et 313.

« ... *ainsi que le venin du chien enragé, elle demeure pendant un certain temps cachée en nous.* »

Signalons ici l'idée mal définie, mais évidente, d'*incubation*. Le Mal se contracte d'une façon toujours soudaine, mais on l'a déjà, qu'on ne s'en aperçoit pas encore, et plus loin, page 45 : « *Ce principe funeste et actif demeure quelquefois longtemps en nous sans se manifester.* » Que d'observations, et quel talent d'observation n'a-t-il pas fallu pour arriver à cet aphorisme, que la confrontation ou l'inoculation ont seules pu prouver ?

Qu'on ait reconnu assez vite cette propriété dans la rage, cela se conçoit ; les morsures de chien ne sont pas assez fréquentes pour faire perdre la trace de la vraie origine, mais il n'en est pas de même des morsures de Vénus, dont la multiplicité constitue un labyrinthe physique et moral souvent impossible, en tout cas bien difficile à débrouiller. Du reste, le fait avait été déjà signalé.

Dès 1505 en effet, Cataneo de Gênes, qui reconnaissait pour cause du Mal un empoisonnement produit par une *menstruation malsaine* coïncidant avec une trop grande *sécheresse du foie* ou une trop grande *humidité du cerveau*, dit « qu'il arrive dans cette maladie ce qu'on voit après la morsure du chien enragé, où le poison introduit se cache quelquefois pendant des mois et des années. »

Note H, page 41.

« ... *est certainement indigne du mérite d'un si grand philosophe.* »

Nous ne savons pas positivement à qui Fernel fait ici allusion. Cependant il est probable que c'est à Cataneo de Gênes, dont l'ouvrage, encore très-estimé, et à juste titre, par Astruc, était classique du temps de notre auteur. Nous ne possédons plus son traité *de Morbo Gallico* que dans la collection de Luisinus, et on y voit en effet, à côté d'une remarquable description des accidents syphilitiques, une élucubration à perte de vue sur l'influence du sang menstruel et surtout sur les effets que produisent un foie sec et chaud, un cerveau froid et humide. Le livre de Cataneo doit être de 1505 environ, puisqu'il y parle d'Alexandre VI comme étant mort depuis quelque temps et que ce pontife mourut en 1503.

Note I, pages 45 et 297.

« ... *mais réside dans une humeur ou tout autre corps qui lui sert de substratum ou de véhicule.* »

Parmi les devanciers de Fernel, quelques-uns avaient déjà paru entrevoir ce fait, mais leurs suppositions étaient toujours demeurées dans le vague de l'ignorance. C'est ainsi que, guidés par les théories humorales, ils s'en prenaient à l'humidité du cerveau, à la sécheresse du foie, etc. ; d'autres avaient accusé la menstruation, mais dans certaines circonstances et accompagnée de certains phénomènes qu'ils croyaient propres à la rendre plus malsaine. Ce fut en réalité le médecin de Henri II qui, le premier, attribua la vérole à un *principe*, à une *qualité vénéneuse des humeurs;* bien plus, cette force *inappréciable*, ou du moins ne tombant pas sous nos sens, dont il parle à plusieurs reprises, et dont il n'est fait mention dans aucun écrivain antérieur à lui, donne une idée parfaite du *virus* et prouve à n'en pouvoir douter que, si ce terme avait existé dans le langage médical de cette époque, avec le sens que nous lui donnons aujourd'hui, Fernel l'aurait certainement employé. Ambroise Paré, il est vrai, s'en est servi, mais sans lui donner la portée et la signification qu'il devait avoir plus tard ; pour lui c'est un mot latin qu'il a francisé, c'est un néologisme médical qu'il crée, comme il en a créé tant d'autres en francisant les mots latins et grecs, mais en leur conservant toujours le sens de la langue antique; or *virus* n'a jamais voulu dire que *poison, venin*, dans les anciens auteurs.

NOTE J, PAGES 47 ET 313.

« *... celui enfin que la salive d'un baiser lascif a souillé est atteint à la bouche.* »

Nous ne pouvons nous empêcher de faire remar-

quer tout ce que ce passage et les lignes qui le précèdent ont d'important au point de vue de la pathologie syphilitique. Les prédécesseurs de Fernel
avaient constaté l'existence du chancre *au point con-
taminé et non ailleurs*, mais aucun n'avait encore
groupé et énuméré avec cette netteté et cette assu-
rance les modes aussi nombreux que variés de la
contagion.

Nous l'avons déjà dit, c'est ce talent d'exposition
et de description, d'une sobriété de termes très-
grande, surtout eu égard à la phraséologie de l'époque, qui distingue le traité de Fernel, en fait une
œuvre didactique remarquable, et le premier ouvrage réellement et uniquement scientifique sur la
vérole.

NOTE K, PAGES 51 ET 317.

«... *la gonorrhée se produit, et celle-ci semble vomir le
poison au dehors.* »

C'est encore une opinion que Fernel a émise le
premier et qui depuis a compté de nombreux partisans. Mais cet aphorisme lui fait moins d'honneur
que nombre d'autres, et cette erreur dans l'observation n'a pas peu contribué à la confusion qui devait bientôt envahir la pathologie vénérienne. Les
cas bien rares de chancres uréthraux (chancres lar-
vés) ne suffisent pas à expliquer cette confusion,
qui a fait saliver sans profit tant de patients.

Note L, page 53.

« ... *ou bien donnent naissance à des nodosités.* »

Il y a dans le texte *Tophus*, mais nous ne pouvions conserver ce mot dans la traduction, parce que, uniquement réservé par la nosologie actuelle à la désignation des concrétions goutteuses, son emploi eût été ici un contre-sens. *Exostose* semblait plus approprié ; A. Paré s'est servi de ce mot pour dire ἐξόστοσις et *Tophus ;* il pouvait donc séduire le traducteur ; mais, en réfléchissant bien, *Tophus* a-t-il dans Fernel un sens aussi restreint ? Pour notre part, nous ne le croyons pas. Sa signification semble au contraire devoir être plus étendue ; il exprime toujours, il est vrai, l'idée de saillie, de bosse ; mais, sans qu'on puisse affirmer qu'il vise seulement les affections du tissu osseux, il peut tout aussi bien s'appliquer aux tumeurs gommeuses, et c'est pour cette raison que nous nous sommes servi du terme plus général de *nodosités*.

Note M, pages 59 et 299.

« ..... *mais avec laquelle on a eu des rapports peu de temps après un libertin malade.* »

Nous ne croyons pas nécessaire de faire ressortir l'erreur contenue dans les lignes qui précèdent cette phrase. Un syphilitique et un autre syphilitique, à quelque période de l'évolution du Mal qu'ils soient, ne peuvent jamais par *leurs rapports* se rendre plus malades qu'ils ne le sont. C'est un point trop re-

connu maintenant pour que nous nous y arrêtions.
Mais il n'en est pas de même de la *contagion médiate*,
émise ici, sous forme d'aphorisme, par Fernel. Le
premier qui signala ce mode bizarre de contagion
fut Wideman, professeur à Tubingue, à la fin du
xve et au commencement du xvie siècle. Thierry
de Héry, le contemporain de Fernel, l'enregistra
aussi, et depuis eux on le retrouve indiqué dans
nombre d'auteurs, Georgius Vella, Nicolas de Ble-
gny, Astruc, Swediaur, etc. Mais aucun de ces syphilographes n'appuya son dire d'une observation,
d'une preuve ; il n'y a chez eux qu'une affirmation
pure et simple, soutenue quelquefois, il est vrai, par
une ingénieuse théorie (Swediaur) ; ce n'est pas
assez en médecine.

Les modernes, ou pour mieux dire nos maîtres
actuels ont été, eux, beaucoup plus loin et les observations si curieuses de M. Cullerier, quoiqu'elles
n'aient visé que la contagion médiate du *chancre
simple,* sont *à peu près* concluantes. Nous explique-
rons tout à l'heure la réserve que nous faisons ici.
L'observation de M. Puche, citée par M. A. Fournier, et les deux observations analogues, l'une de
M. Ricord, l'autre de M. A. Fournier, seraient plus
probantes, puisque c'est d'une contagion médiate de
chancre syphilitique ou d'*accidents syphilitiques* qu'il y
est question [1] ; mais, tout en respectant comme nous
le devons les leçons de nos anciens et tout en re-
connaissant ce qu'a de parfaitement juste et de vraiment scientifique le reproche qu'on a fait aux dou-

1. Voy. *Leçons sur le chancre,* publ. par A. Fournier, 2e éd., p. 373.

eurs intraitables, nous demandons la permission
d'émettre sur ce point une objection. La cause, du
reste, n'est nullement entendue ; ainsi que l'a fait
remarquer notre savant maître, M. le Dr A. Fournier [1], la théorie de la contagion médiate, presque
universellement acceptée d'abord, a trouvé depuis
de nombreux contradicteurs.

Il est certain que, théoriquement, la contagion
médiate est chose possible ; il n'y a rien là qui
choque l'esprit autrement ou plus que ne le choque
un de ces mille effets surprenants du hasard ; mais,
de la théorie à la pratique, quelle énorme distance
il y a ! et quelle infinité de conditions ne faut-il pas
réunir pour arriver à établir *qu'un syphilitique peut
rendre momentanément contagieuse une femme qui infecte à son tour l'homme succédant au premier, et cela en
restant indemne elle-même.*

Les observations de M. Cullerier [2] sont loin de
prouver cela. En effet :

1o Le savant médecin de Lourcine n'a expérimenté qu'avec du pus de chancre mou, et nous re-
poussons toute idée de comparaison entre les deux
maladies. Quel rapport établir entre un virus déterminant une diathèse qu'on peut jusqu'à nouvel
ordre considérer comme perpétuelle, et une affection
simple, passagère, ne se compliquant jamais, ne laissant pas de traces, d'une incubation excessivement
courte, et indéfiniment inoculable au même individu ?

2o Le pus a été *déposé* dans le vagin, c'est-à-dire
l'endroit où la muqueuse offre le plus de résis-

1. Voy. *Loco citato*, même passage.
2. Cullerier, *Quelques points de la contagion médiate, etc. (Mémoires de la Société de chirurgie.)*

tance et le moins de chances de fissures, de solu-
tions de continuité, à l'endroit où le chancre mou
ne se montre pour ainsi dire jamais. Nous ne voyons
donc pas qu'on ait beaucoup lieu d'être surpris de
ce que le résultat a été négatif. Si l'expérience avait
été faite avec un pénis muni d'un ou plusieurs chancres simples, ou la fourchette, ou le vestibule, ou les
orifices des glandes, ou l'une des petites lèvres, ou
le capuchon du clitoris, auraient été en contact direct
avec l'ennemi, et il est peu probable qu'un quelconque de ces organes n'eût pas porté les marques du
combat. Laissons donc de côté ces observations de
contagion médiate, qui, admissibles pour le chancre
simple, ne prouvent rien pour le chancre syphilitique,
et revenons à celui-ci.

Pour arriver à prouver la théorie en question, il
faudrait trouver :

1º Un sujet, homme ou femme, qui, porteur d'un
chancre infectant, puisse, en toute certitude, accuser
de la contagion un autre individu avec lequel il aurait
eu des rapports dans un espace de temps variable de
dix-sept à soixante-dix jours, d'après les chiffres que
donnent les recherches faites sur l'incubation du
chancre [1].

2º Conséquence du premier point, il faut que le
sujet véhicule ait été le seul contaminateur jusqu'à
l'apparition du chancre, autrement dit pendant la
durée maxima possible de l'incubation.

3º Que ce sujet véhicule bien authentiquement
reconnu ne porte pas traces de syphilis (ceci va de

1. Voy. Fournier, *Recherches sur l'incubation de
la Syphilis.*

soi et peut être assez facile à constater), mais de plus *n'ait jamais eu la syphilis*, ce qui devient plus difficile à prouver.

Ce sont ces questions qui, devant presque toujours se terminer par un point de doute dans une observation, dans un rapport, nous font comprendre et partager l'hésitation des syphilographes devant les cas de contagion soi-disant médiate. Nous le répétons encore une fois, en théorie c'est possible, mais la preuve n'est pas encore faite.

Qu'on nous permette en terminant de citer un fait négatif. Les observations de ce genre, dit-on, ne prouvent pas grand'chose dans la science; c'est vrai; mais elles servent de contrôle, ou tout au moins elles servent à attirer l'attention sur des particularités négligées jusque-là.

Il y a plusieurs années, un jeune homme vint me trouver, porteur d'un chancre induré du frein. Il m'affirma, et j'avais toutes raisons de croire à sa sincérité, n'avoir jamais eu de rapports qu'avec sa maîtresse ; celle-ci vivait avec lui depuis un an. Sur l'énoncé de mon diagnostic, il me demanda de vouloir bien examiner la femme, qui ne me présenta absolument rien de suspect ni aux parties génitales, ni à l'anus, ni à la bouche; la peau était absolument intacte, et nulle part je ne pus trouver trace de cicatrices. Je l'interrogeai en particulier, et j'obtins d'elle l'aveu qu'elle avait des rapports avec deux autres personnes ; mais elle nia énergiquement que, pour sa part, elle eût jamais rien eu. A quelque temps de là, un des amants de cette femme vint me trouver sur son conseil ; il avait une superbe roséole et une cicatrice toute récente d'un chancre infectant du

frein. Bien, me dis-je, voici l'infecteur, la femme a
été le véhicule, et mon jeune client lui a succédé
trop tôt ; je laissai le premier malade dans l'ignorance complète de toutes ces découvertes, et, plein
de confiance dans la vertu de sa maîtresse, il se for-
gea sur l'étiologie de la syphilis des théories auprès
desquelles celles de Gruenpeck de Burckausen sont
tout à fait naturelles. Deux ans après, je rencontrai
la même femme, et tout en causant je remarquai
sur elle une petite syphilide de l'aile du nez. Frappé
de cet accident et des souvenirs que cette observation m'avait toujours laissés, je la priai de venir chez
moi ; je trouvai du psoriasis palmaire et deux cicatrices de gommes à une jambe. « Eh bien, lui dis-je,
vous avez donc fini par attraper la syphilis ? Ah !
me répondit-elle, maintenant je peux bien vous ra-
conter tout. J'étais mariée, et je ne voulais pas le
dire pour que mon mari ne pût me retrouver,
mais c'est lui qui m'a rendue malade, et il y a longtemps. Il est à l'hôpital, et je n'ai plus rien à cacher ! » Cet individu, comme je m'en suis assuré,
mourait quelque temps après d'une gomme du cerveau.

Ainsi cette femme, d'un soin minutieux de sa
personne, avait eu des accidents contagieux extrêmement fugaces, qui avaient infecté deux de ses
amants. Les soins qu'elle prenait d'elle, tout en ne
suivant pas ou presque pas de traitement, avaient
suffi pour faire disparaître ces accidents et m'avaient
induit dans une erreur où je serais encore si le hasard ne m'avait permis de contrôler à longue distance mon premier diagnostic.

Enfin n'aurait-on pas pu prendre pour un cas de

contagion médiate le fait relaté par M. A. Fournier [1],
dans lequel il est question d'une femme munie
d'un certificat si probant qu'il aurait donné le change
à notre maître sans cet heureux hasard qui lui fit
retrouver dans cette personne prétendue saine une
malade qu'il avait soignée précédemment pour la
syphilis?

En résumé, la contagion médiate est et demeurera
toujours un de ces faits scientifiques qu'on accepte
faute de pouvoir prouver le contraire. Comme au
XVIᵉ siècle, elle servira encore longtemps à expliquer
de surprenantes coïncidences ; mais le médecin, tout
en l'enregistrant, comme ses illustres devanciers
l'ont fait, devra toujours se tenir en garde contre
son peu de probabilité. Si la politique médicale
l'oblige à feindre d'y croire comme à tant d'autres
mensonges, la science exige de lui une enquête
aussi discrète que sévère, et nous ne croyons pas
trop nous avancer en affirmant que celle-ci se ter-
minera toujours par la négation ou le doute.

NOTE N, PAGE 67.

« ... *si quelque symptôme a paru antérieurement,
soit à la verge, soit aux aines.* »

Encore une difficulté de traduction que nous nous
sommes permis de trancher. Επιφαινόμενον signifie
tout le contraire de signe précurseur, qui est le sens
de la phrase ; en avait-il un autre du temps de

1. Voy. Fournier, *Recherches sur l'incubation de
la syphilis*, page 12.

Fernel? C'est peu probable; toujours est-il que nous n'avons pas osé le traduire par le mot français correspondant. Epiphénomène ne possède en effet qu'un sens de subordination et surtout de postériorité inadmissible dans le passage qui nous occupe. Symptômes subordonnés de la vérole, le chancre et le bubon ne peuvent pas l'être des accidents cutanés ou autres qu'ils annoncent, mais qui ne les précèdent jamais. Fernel du reste a fait remarquer lui-même plusieurs fois cette marche qui n'admet pas d'exception.

NOTE O, PAGE 71.

« *Qu'elle produise des tubercules, des pustules ou la gale.....* »

Nous traduisons *Scabies* par *Gale*, quelque impropre que soit ce mot, parce qu'au xvɪᵉ siècle on appelait gale d'une façon générale une foule d'affections de la peau encore mal connues et mal définies; mais c'est très-probablement du Prurigo que Fernel entend parler ici.

NOTE P, PAGE 81.

« .... *que dès le second ou le troisième jour le malade commence à s'affaiblir.* »

Nous ne voulons pas discuter ici les opinions anti-mercurialistes plus ou moins fondées de notre auteur; nous voulons seulement, et pour ne plus y revenir, appeler l'attention sur les emprunts nombreux qu'il a faits, sans le citer, au livre d'Ulrich de Hutten. Les lignes qui précèdent et surtout celles qui suivent se trouvent presque mot à mot dans le *De Morbi Gallici curatione per administrationem Ligni Guajaci*, cap. 4. Pour nous éviter de citer un texte trop long, nous renvoyons le lecteur à la remarquable traduction de Potton, pages 30 et suivantes, et au *Traité des maladies vénériennes* d'Astruc, trad. de Louis, t. II, pages 142 et suiv.

Cet emprunt est loin d'être le seul et cesse de surprendre quand on lit les auteurs de cette époque; ils se pillaient non-seulement dans la description des symptômes, ce qu'il était assez difficile d'éviter, mais dans la forme même de la phrase et dans les observations plus ou moins réelles, plus ou moins contrôlées, qui, racontées par un auteur, étaient reproduites par vingt autres comme venant d'eux. Le fait des individus mourant dans des étuves surchauffées et que Fernel rapporte, page 39, ne devait pas se produire tous les jours, et, sans nous avancer beaucoup, nous pourrions affirmer que ce sont les mêmes paysans dont Hutten raconte l'histoire au chapitre cité plus haut.

Que conclure de ceci ? C'est qu'à cette époque, et longtemps encore après elle, la science d'observation, même sans l'aide de l'expérience, était, comme elle l'a été de tout temps, poussée au plus haut degré par les esprits élevés et vraiment supérieurs, mais que le sens critique, enchaîné par le respect dû aux anciens, obscurci par les superstitions de toutes sortes et par une crédulité incompréhensible, faisait absolument défaut dans les livres et se bornait à des arguties de mots et de locutions. Ces arguties, en faveur depuis l'antiquité chez les gens qui se piquaient de philosophie, ont trouvé leur justicier dans Molière, qui s'en moque si gaîment à propos de la *forme* ou de la *figure* des chapeaux.

NOTE Q, PAGES 85 ET 331.

« ...., *et réapparaît après un laps de vingt et même de trente années.* »

Voilà encore un passage où le grand médecin se révèle. Cette diathèse, permettant au Mal de s'endormir, de demeurer latent, oublié ou dédaigné, pour se réveiller ensuite, sinon plus vivace, souvent du moins plus terrible, méritait d'être consacrée par Fernel. Son esprit logique acceptait sans difficulté un enchaînement d'accidents différant entre eux et n'ayant pourtant qu'une seule et même origine. Quoique séparés par de très-longs intervalles, il les rattache les uns aux autres comme les géologues rattachent entre elles les couches de terrains qu'ils retrouvent à cent lieues et plus de distance. Cette théorie, alors hypothétique et devenue pour nous une vérité, lui semblait évidemment préférable à l'idée d'une nouvelle contagion, d'un nouvel empoisonnement.

Cependant, comme l'a si bien fait dire à J. de Vigo son spirituel interprète, que d'années n'a-t-il pas fallu pour... *découvrir ce qui était déjà trouvé!* Qui n'a entendu contester ces cas extraordinaires de manifestations syphilitiques tardives, dont, malgré leur rareté, toutes les époques offrent des observations? Pour ne citer qu'une des plus récentes, celle

de M. A. Fournier constate un cas de tumeur gom-
meuse survenue chez un syphilitique *cinquante-trois
ans* après l'accident primitif. Or, beaucoup de médecins ont mieux aimé, au récit de ce fait surprenant,
admettre une seconde vérole, une seconde inoculation par conséquent, plutôt que l'effet d'une diathèse, rappelant sa présence par un réveil terrible ;
terrible est le mot, car, si la lésion de la cuisse
s'était manifestée au cerveau, le malade aurait certainement succombé.

NOTE R, PAGES 85 ET 331.

« ..... *et procréent des enfants couverts des signes de
la maladie.* »

Cette affirmation, un peu trop générale et répétée
par les successeurs de Fernel, a puissamment contribué à faire rapporter à la syphilis paternelle une
foule de maladies, d'accidents, soit congénitaux soit
de la première enfance, qui n'avaient rien de commun
avec le Mal en question. Un syphilitique dont l'infection est relativement récente, qui s'est peu, ou
mal, ou pas assez longtemps soigné, risque beaucoup
en effet de procréer des enfants non viables ou syphilitiques. Mais, par contre, il n'y a pas de médecins qui n'aient eu à constater après dix et quinze
ans des retours d'accidents syphilitiques chez des
sujets qui, mariés dans l'intervalle, avaient eu et
avaient élevé des enfants parfaitement indemnes.

Un cas s'en est présenté tout dernièrement à
notre observation. M*** contracte la syphilis en 1862 ;
chancre, roséole, adénopathie inguinale et cervicale,
alopécie, syphilides buccales, etc.

Soigné pendant deux ans, il subit cinq fois le traitement par les frictions mercurielles, et guérit si
bien que, n'ayant pas vu survenir de nouveaux accidents pendant six années, il se marie en 1870. En
quatre ans, il a deux fils n'ayant rien présenté de
suspect à la naissance et actuellement forts et bien
portants ainsi que leur mère, lorsqu'en septembre 1878 il lui survient dans le sillon balano-prépu-
tial, en haut et à gauche, une syphilide tuberculeuse
érosive type. Voilà donc un homme qui, seize ans
après le début de l'infection, se trouve encore sous
une influence diathésique active et qui cependant
a pu avoir deux enfants, sur lesquels cette même
diathèse n'a nullement influé. Des exemples semblables sont, nous le répétons, d'une grande fré-
quence, et, s'il est malheureusement vrai que la
syphilis puisse rester comme une éternelle menace
dans l'existence de celui qui l'a contractée, il est
rare que ce dernier, marié dans des conditions favo-
rables de santé, soit un danger pour sa famille.
Sans cela, il faut bien l'avouer, tout le monde aurait la syphilis, car qui peut être certain de ne pas
compter dans ses ascendants un ou plusieurs syphilitiques.

NOTE S, PAGE 87.

« ..... *la plupart de ceux qui l'emploient n'entendent
rien à la médecine.* »

Ce fait, déjà avancé par Ulrich de Hutten, ne nous
semble pas un argument bien sérieux contre le mercure. De ce qu'une drogue est dangereuse entre les
mains du premier venu, est-ce à dire pour cela qu'il

21

faille la rayer de la thérapeutique, et parce qu'un barbier empoisonnait un malade avec le mercure, fallait-il pour cela en proscrire l'usage ? Nous sommes bien plutôt, par ces reproches amers, conduits à penser que la grande haine des anti-mercurialistes venait de ce que ce traitement était presque uniquement l'apanage des *Chirurgiens-Barbiers* ou même des *Barbiers* tout court, qui étaient toujours chirurgiens. Les médecins se voyaient ainsi privés d'une clientèle nombreuse et en général fort lucrative, témoin la fortune acquise par Thierry de Héry, et devaient naturellement chanter les louanges des emplâtres, opiats, tisanes et autres drogues heureusement oubliées maintenant, dont la confection, réservée aux seuls apothicaires, ne pouvait être exécutée sans l'ordonnance du médecin.

NOTE T, PAGE 87.

« ..... *quelques-uns même deviennent fous.* »

La partialité de Fernel, qui copie encore ici Ulrich de Hutten (*voy. loc. cit.*, cap. 4), lui fait dépasser les bornes. Un traitement mercuriel exagéré, mal conduit, peut déterminer des accidents d'intoxication *lente*, analogues à ceux qu'on observe dans les intoxications professionnelles ; mais pour celles-ci, ce n'est que dans les cas fort graves qu'on a l'occasion de rencontrer l'affaiblissement de l'intelligence, le délire, et même, dit Trousseau, un certain degré de manie analogue au delirium tremens. Quant à la folie [1], à la démence, elles n'ont jamais, que nous sa-

1. M. Diday l'a donnée comme un accident mercuriel, mais sans preuve.

chions, été observées, si ce n'est dans des cas de syphilis cérébrale, et alors c'était au Mal et non au médicament qu'il fallait les rapporter.

En tout cas, et en admettant la possibilité, pour nous plus que douteuse, de ces derniers phénomènes, ne faudrait-il pas être plus fou que le malade lui-même pour laisser survenir des symptômes qui, loin de se montrer au début de l'intoxication, sont toujours ultimes ?

Note U, page 89.

« ..... d'autres de fièvre ou de dysenterie causées par le remède. »

Est-ce bien au mercure que ces accidents sont dus ? A tout prendre, la chose est possible. La glossite parenchymateuse (Gubler), la dysurie, l'anurie même remarquée pour la première fois par Ulrich de Hutten, et confirmée dans ces derniers temps par les travaux de Bouchard, la diarrhée abondante, la fièvre mercurielle, s'observent dans des cas graves d'hydrargyrisme ; mais c'est là, plus que jamais, l'occasion de répéter ce que nous avons dit précédemment : en présence d'un traitement aussi barbare, prenez-vous-en à ceux qui l'appliquent et non au médicament.

Note V, page 95.

« ..... des gouttes tremblotantes de vif-argent. »

Ce passage de Fernel est trop classique pour que nous ne nous y arrêtions pas. Citée par tous les auteurs, son observation est loin d'être la seule ;

Fallope, après lui, constata la présence du mercure métallique dans les *exostoses* qu'il croyait formées par une inflammation due au métal; à la fin du siècle dernier, Brodbett en trouvait dans les os d'un syphilitique, os conservés pour des préparations anatomiques. Plus tard, Autenrieth, qui avait prouvé par ses expériences sur des fragments d'os que la pénétration du vif-argent en nature dans le sang et dans les tissus n'avait pas lieu, trouva aussi du mercure dans les os, et après lui Otto et Gurlt firent la même remarque.

Nous pouvons citer un fait analogue. En 1871, M. Boys de Loury fait à Saint-Lazare une amputation du bras au lieu d'élection chez une vieille syphilitique atteinte d'une arthrite suppurée du coude et dont les os nécrosés de l'avant-bras étaient percés à jour comme une flûte. Cette femme avait été soumise bien des fois au traitement mercuriel, mais, autant que nous avons pu nous en assurer, jamais à des frictions. La pièce fut préparée par l'interne du service, qui la laissa sur sa fenêtre. Environ six mois après, en examinant ce radius et ce cubitus merveilleusement découpés comme une dentelle, quelle ne fut pas notre surprise de remarquer dans les canaux médullaires de petites gouttelettes très-fines, mais non méconnaissables, de mercure.

Nous n'entreprendrons pas ici la discussion ou l'explication de ce phénomène; nous sortirions alors des limites d'une simple note, et d'ailleurs nous préférons renvoyer le lecteur à la remarquable monographie de notre savant confrère et ami M. Hallopeau [1].

1. Hallopeau, *Du mercure*. Th. agrégation, Paris, 1878.

Cependant, tout en admettant la possibilité de ce fait observé par des hommes dignes de foi, insistons sur ce point que, même trouvé dans les os, même trouvé dans le péritoine, et nous allons en parler tout à l'heure, le mercure ne s'y est pas transporté en *nature*, comme le croyait Fernel. Ce résultat est toujours la suite de combinaisons et de décombinaisons successives, finissant par donner un sel soluble et du métal pur ou un sel insoluble réductible. Reynaud (de Toulon) [1] obtint des gouttelettes de mercure par l'examen chimique d'un cerveau syphilitique ; M. Ricord [2] cite un fait semblable.

Cela posé, il n'y a pas de raison pour nier la présence du mercure dans un point quelconque de l'économie ; mais, de là à admettre qu'à la suite de frictions mercurielles abdominales même très-copieuses et très-fréquentes on ait retrouvé du mercure *par cuillerée* dans le petit bassin, la distance est tellement grande que pour notre part elle nous semble infranchissable. L'observation de Salmeron (de Manchester) mériterait d'être confirmée, et d'ailleurs elle donne une marche inverse, puisque c'est à l'extérieur, sur le sternum, qu'apparut le mercure absorbé deux mois auparavant ou par la peau (frictions), ou par les voies aériennes (frictions et fumigations), ou par le tube digestif (bichlorure et protoiodure). Nous disons qu'elle mériterait d'être confirmée, parce que d'après les dernières expériences de Fleischer (1877), « les frictions mercurielles font pénétrer les particules

1. A. Reynaud, *Mal. vénériennes,* 1845, p. 424 et suiv.

2. Hunter, *Traité des maladies vénériennes,* 3ᵉ édition, 1859, p. 673 avec les notes de Ph. Ricord,

du métal dans les couches les plus superficielles de l'épiderme, mais jamais plus profondément. On n'en trouve ni dans le corps de Malpighi, ni dans le chorion, ni dans les glandes, ni dans les follicules pileux. » Mais, comme ces travaux sont très-récents, comme avant eux l'absorption en *nature* par la peau comptait de nombreux partisans et qu'elle en a encore, admettons pour un instant que Fleischer se soit trompé, et voyons si l'ancienne théorie pourrait justifier l'observation d'un maître, M. Bassereau [1].

Une femme meurt d'une péritonite après avoir subi pendant cinq jours des frictions mercurielles abdominales à forte dose (elle n'est pas indiquée), et à l'autopsie on trouve « dans le péritoine qui tapisse le fond du bassin, entre l'utérus et le rectum, une cuillerée à peu près de mercure métallique. » La dose n'étant pas indiquée, mais étant donnée comme forte, supposons qu'on ait employé chaque jour 100 gr. d'onguent napolitain ; cela fait 500 gr. d'onguent pour les cinq jours ou 250 gr. de mercure métallique appliqués sur la peau. Or une cuillerée, nous ne savons de quelle espèce, mais supposons le minimum, c'est-à-dire une cuillerée à café, représente environ 60 gr. de mercure ; autrement dit, près d'un quart du mercure employé aurait passé à travers la peau, l'aponévrose et les muscles de l'abdomen comme à travers un tamis ou comme à travers une peau de gant sous la machine pneumatique !

Cela est-il possible ? Nous ne pouvons le croire, malgré tout le respect que nous inspire un nom aussi justement célèbre ; ni le temps écoulé (cinq jours),

1. Bassereau, *Traité des affections de la peau symptomatiques de la Syphilis*, p. 518, 519.

ni la quantité de métal recueilli ne permettent de
supposer que, même absorbé par d'autres voies, le
mercure ait pu être réduit en quantité aussi considérable. Nous avons fait nous-même de nombreuses
autopsies de péritonites puerpuérales traitées par les
frictions mercurielles, à l'époque où nous avions
l'honneur d'être élève de M. Vigla, à l'Hôtel Dieu,
et nous n'avons jamais constaté la présence du mercure dans les cavités abdominales ou dans les organes
y inclus.

Quant à conclure, qu'on nous permette de nous
abstenir.

NOTE W, PAGE 95.

« ..... *dans l'estomac et les poumons.* »

Erreur anatomique et physiologique qui a déjà été
faite page 83.

NOTE X, PAGE 97.

« ..... *et jamais à l'intérieur.* »

On sait en effet que les frictions mercurielles sont
le plus sûr moyen de déterminer la salivation. C'est
même ce qui les a fait longtemps bannir de la pratique. Le calomel à doses réfractées produit de même
en quelques heures la salivation, et tous les autres
sels de mercure ont au bout de plus ou moins de
temps le même résultat; mais ce qui frappe dans cette
phrase de notre auteur c'est que bien évidemment
les préparations mercurielles autres que l'onguent
napolitain n'étaient prescrites que par les seuls mé-

decins, qui, en usant avec une prudence mêlée d'une
certaine crainte, ne voyaient alors presque jamais
survenir d'accidents hydrargyriques. Les charlatans,
les médicastres, les barbiers au contraire, peu soucieux de la santé du malade, frottaient impitoyable-
ment et déterminaient ainsi cette salivation épouvan-
table sans laquelle à cette époque, et longtemps après
encore, on ne croyait pas pouvoir guérir la syphilis.

NOTE Y, PAGE 97.

« ..... *fabriqué avec du vermillon.* »

Le *minium*, chez les Romains, était le vermillon
dont se fardaient les triomphateurs, les mimes et les
peuples de l'Asie (Pline, trad. de Littré). Le mot latin
n'a donc jamais eu que ce sens et jamais celui de son
homonyme français, qui signifie vulgairement le deu-
toxyde de plomb. Fernel le savait et n'a pas fait la
confusion, puisque page 120 il dit que l'argent vif
est tiré « *ex plumbo* — ce qui est faux — *vel ex minio
quod cinnabaris dicitur*. » Dans la formation du langage scientifique, minium commença par garder son
vrai sens. C'est ainsi que A. Paré dit que le vif-
argent se tire du *minion*.

NOTE Z, PAGE 99.

« .... *Antonius Musa.* »

Né à Ferrare le 16 janvier 1500, mort le 6 juillet
1555, Antoine Brassavola fut ainsi surnommé par
François Ier, soit, comme le dit Jourdan, pour faire

allusion à sa science qui était immense, soit que le roi ait voulu le comparer au fameux médecin d'Auguste célébré par Horace et Pline.

Hercule II, prince d'Este, l'avait pour médecin et pour ami; Léon X, Clément VII, Paul III et Jules III lui accordèrent le titre d'archiâtre. Il fut médecin consultant de Charles-Quint, de Henri VIII et de François Ier, qui lui donna le cordon de Saint-Michel et ce fameux surnom de *Musa* à l'occasion d'une thèse, *De quolibet scibili* (c'était alors la mode), qu'il soutint publiquement pendant trois jours à Paris.

Il s'occupa surtout des propriétés des plantes et des médicaments. Le premier il employa en Italie la Squine et le Gaïac (1525).

Les ouvrages de cet auteur auxquels Fernel fait allusion sont : *Ratio componendorum medicamentorum externorum, etc., cum tractatu de Morbo Gallico.* Venise, 1553.

NOTE A', PAGE 105.

« ..... *s'aperçut pour la première fois en* 1557. »

Nous sommes évidemment ici en présence d'une faute d'impression. En effet, comment Fernel, qui est mort en avril 1558, aurait-il pu faire en 1560 une autopsie? C'est pourtant ce qu'il dit page 113 : « Bien plus, après *trois* années de cruels tourments, le malade mourut enfin..... En pratiquant la dissection de son corps, comme nous examinions, etc... »

L'édition de 1581 donne cette date (1557), qui a été reproduite par les éditeurs suivants. Heurnius, qui attira l'attention sur certaines lacunes de l'ou-

vrage, n'a pas remarqué la contradiction de ces chiffres. Il est probable qu'il manque un X devant le
signe LVII et que l'observation en question est
de 1547. Les erreurs étaient fréquentes à cette époque, où l'on employait dans l'imprimerie surtout les
caractères romains, et nous avons déjà signalé un fait
semblable page XXI de la notice.

D'autre part, si ce chiffre de 1557 était exact, il faudrait admettre, comme nous en avons eu un instant
l'idée, que cette observation n'est pas entièrement de
Fernel et qu'elle a été continuée soit par Plancy, soit
par Le Paulmier, soit par Lamy, ses élèves.

Le fait de cette œuvre posthume, tellement im-
parfaite quant au texte que Giselin, détenteur d'une
copie qu'il croyait unique, ne voulait pas se décider à
la publier, et qu'il ne le fit qu'après communication
d'un manuscrit plus correct que lui confia Fr. Ra-
pardus, médecin de Bruges [1] ; l'assertion de Julien Le
Paulmier dans sa préface du livre de Morbis contagiosis, assertion, d'après laquelle contrairement à ce
qu'avait dit Plancy, Fernel aurait laissé son traité
inachevé ; quelques lacunes dans les prescriptions,
lacunes dont nous aurons à parler plus loin, tout
cela pouvait éveiller en nous l'idée que le traité de
la vérole n'était pas complètement l'œuvre du maître ; mais le chercheur infatigable, le soupçonneux
Goulin n'aurait pas manqué de faire cette remarque,
et, si ses doutes avaient été fondés, il les eût certainement éclaircis. Laissons donc, comme lui, l'œuvre
intacte à Fernel, et constatons seulement une faute
d'impression.

1. Goulin, *Mémoires critiques et littéraires*, p. 384.

Note B', page 109.

« .... *devait être rapportée au cinabre, dont les pein-*
tres font un fréquent usage. »

Ce n'est certainement pas une intoxication mercurielle, mais bien plutôt une intoxication saturnine,
qui a déterminé les accidents que vient d'énumérer
Fernel. L'absence de diarrhée et de salivation, au
contraire la constipation opiniâtre, la contracture
et la paralysie des membres en sont des preuves évi-
dentes.

Note C', page 115.

« .... *les Alpes abondent en mines de métaux et sur-*
tout d'argent d'où sortent des sources d'eau vive. »

Fernel fait ici une confusion qui n'a rien d'éton-
nant pour l'époque. Non-seulement il n'y a aucun
rapport entre l'argent et le vif-argent, mais ce dernier ne se rencontre jamais dans les mines du premier. De plus, si les Alpes contiennent une grande
variété de gisements métalliques, au nombre des-
quels on peut citer les minerais argentifères du Pié-
mont, en revanche elles ne contiennent point de
mercure. C'est à Idria en Illyrie, à Almaden et dans
le Palatinat que se trouvent les principaux gisements de ce métal. Enfin, si c'est vraiment l'eau qui
est cause de la quantité de goîtreux qu'on observe
dans les vallées des Alpes, ce n'est pas sa prove-
nance, mais plutôt une minéralisation particulière
qu'il faudrait en accuser.

NOTE D', PAGE 129.

« .... *cet homme qui souffrait depuis si longtemps.* »
C'est à un accident tertiaire et non à des phénomènes d'intoxication qu'il faut rapporter ces symptômes, et l'hydrargyre n'est là pour rien.

NOTE E', PAGE 145.

« *J'ai dit que l'hydrargyre.....* »
Du temps de Fernel les mots *mercurius* et *mercure*
ne s'employaient pas encore *en médecine* pour désigner le métal [1]. *Hydrargyrum* même ne se trouve
pas dans J. de Vigo, qui pour ses nombreuses formules ne se sert que des mots *minium* pour désigner
le cinabre (voy. note Y, page 368), et *argentum vivum*
pour le mercure métallique. Cependant Heurnius
s'est de temps en temps servi du mot *mercurius* dans
les notes marginales qu'il a ajoutées au livre de
Fernel, et de plus nous trouvons ce mot deux autres fois dans le texte (pages 260 et 284) à propos
de l'emplâtre de Vigo. Or A. Paré l'a également
employé dans cette seule circonstance.

Que peut-on déduire de cela? Deux choses : ou
bien que ce mot, introduit dans le langage médical
tout à fait à la fin de la vie de Fernel ou peu de
temps après sa mort, n'a pas été mis dans son livre
par lui Fernel, mais bien par un continuateur (voy.

[1]. On le trouve dans des poëmes français du
XIV⁰ siècle. (*Dict. de Littré.*)

note A', page 369); ou bien que, pour la *seule* formule de Vigo, on se servait déjà du terme *cum mercurio*, usité encore de nos jours. C'est à cette dernière hypothèse que nous nous rattachons.

Note F', page 147.

« .... *il survint une dysenterie et un délire qui emportèrent le malade.* »

Encore une accusation un peu légère. Il est bien
certain qu'il ne viendra jamais à l'esprit de personne
de prescrire huit ou dix grains (40 ou 50 centigram-
mes) de précipité rouge ou de sublimé, et que les
gens qui agissaient ainsi étaient de vrais empoison-
neurs. Mais aussi n'étaient-ce pas des médecins, et
les titres de *charlatans* et d'*effrontés imposteurs* que
leur donne Fernel le prouvent abondamment. Pourquoi donc s'emporter si fort contre une arme puis-
sante — c'est son propre avis — qui ne devient dangereuse ou mortelle qu'entre des mains inhabiles ?

Note G', page 149.

« .... *la cure est plus difficile quand les douleurs et
les tumeurs squirrheuses sont survenues.* »

En effet, il y a des syphilis bénignes dans lesquelles les accidents, quelquefois graves, mais toujours effrayants pour le malade, ne se montrent pas
fatalement. Ce sont justement ces cas, bénins au
début, car leur avenir est loin d'être toujours aussi
beau, qui ont fait le succès des anti-mercurialistes.

Quelques cautérisations pour les ulcérations , des bains, une minutieuse propreté, des toniques, des reconstituants, un régime sévère mais régulier, avant tout une bonne hygiène, et enfin, point important pour le public, des *dépuratifs végétaux*, et la vérole est guérie.

Qu'il y a loin de là, en apparence du moins, à ces cas difficiles, tant à cause des accidents qu'ils présentent qu'à cause de leurs éternelles récidives, et comme nous prenons part à l'angoisse du médecin qui n'a plus à son service que le Gaïac et la Salsepareille. Nous parlons, bien entendu, de l'honnête médecin et non du faux convaincu qui sournoisement additionne son sirop d'une bonne dose de bichlorure.

NOTE H', PAGE 157.

« .... *Alexandre Aphrodisée*. »

Ce médecin, ainsi nommé d'une ville de Carie dans laquelle il naquit, vivait sur la fin du second siècle de notre ère. Sans rivaux dans l'interprétation de la doctrine d'Aristote les Arabes le surnommèrent le *commentateur par excellence*. Il eut de nombreux disciples qui, sous le nom d'*Alexandréens*, fondèrent une secte différente des *Péripatéticiens* proprement dits.

Nous ne savons auquel des nombreux ouvrages de ce philosophe Fernel fait ici allusion, mais si c'est au livre *des Problèmes* ou *des Fièvres*, comme c'est probable, ces deux traités passent maintenant et avec raison pour ne pas être de lui, mais bien d'Alexandre de Tralles, qui vivait sous Justinien (VIᵉ siècle).

NOTE I', PAGES 163 ET 327.

« .... *la sainte racine de Chine.* »

L'Esquine de l'ancienne pharmacopée, dont nous avons fait la Squine. C'est un des bois sudorifiques, mais il l'est à un degré moindre que la salsepareille.

NOTE J', PAGE 167.

« *l'Espagnol qui la découvrit lui donna le nom d'Hispaniola.* »

Ce n'est point un Espagnol, mais le Génois Christophe Colomb qui découvrit Haïti en 1492 et lui donna le nom de *Petite-Espagne.*

NOTE K', PAGE 167.

« .... *les exanthèmes et la petite vérole.* »

Le mot grec ἐκφύματα que Fernel met ici en latin signifie proprement : efflorescences de la peau, petits boutons suppurés faisant saillie au dehors, éruptions boutonneuses. Petite vérole précise peut-être un peu trop, mais Michel Lelong s'est servi de ce mot, et il était assez voisin du temps où le livre avait été écrit, pour qu'on puisse avoir confiance dans son sens.

NOTE L', PAGE 167.

« *Un gentilhomme espagnol.* »

C'est Oviedo y Valdez (Gonzalve Ferdinand d'),

l'historien espagnol, qui rapporta de Saint-Domingue le bois de gaïac. Son *Abrégé de l'histoire des Indes occidentales* contient sur l'origine de la syphilis des passages curieux, sinon absolument véridiques, et ses opinions ont servi de base à tous les auteurs, y compris Astruc, qui ont donné à la vérole l'origine américaine. Sans prendre part à ce grand différend, qui a fait et fera encore noircir bien du papier, on peut dire que, chronologiquement, les assertions d'Oviedo n'ont rien d'invraisemblable. Jourdan s'est trompé en essayant d'en démontrer l'impossibilité, et il paraît bien constant aujourd'hui que les premiers cas de syphilis ont été observés en Italie, un peu plus d'un an après l'arrivée de Colomb à Barcelone. (Voy. note D, page 344.) Mais conclure de là à l'origine américaine n'est rien moins que nécessaire.

D'après Freind, Oviedo ne serait allé à Saint-Domingue que pour y chercher le remède à la vérole qu'il avait contractée dans le royaume de Naples; il aurait rapporté le gaïac et en aurait retiré une fortune immense.

Ceci est un petit roman, et le savant médecin de Londres aurait bien dû donner sa source. Gonzalve d'Oviedo était gouverneur des Indes occidentales pour le compte du roi d'Espagne et y acquit de grandes richesses en persécutant et en pressurant les indigènes, dont il commença la destruction.

Note M', page 171.

« *Maynard se trompe donc....* »
Pierre Maynard de Vérone enseigna la chirurgie à

Padoue en 1520. Son livre *de Morbo Gallico* n'offre d'intérêt que parce qu'il figure au nombre des premiers où le sujet ait été traité sérieusement. Comme Jo. Gruenpeck, Gaspard Torella et d'autres, il fait remonter à des conjonctions astrales l'origine du Mal ; mais, bien inférieur au second pour la description, il considère les accidents des parties génitales comme l'effet d'un pur hasard, et assigne comme terme au fléau l'année 1584, certain que sa prophétie toute d'illusion ne l'aurait pas pour témoin ; en effet, il était déjà âgé quand il la fit en 1518.

Note N', page 175.

« .... *que de la Dominique.* »

Ces trois îles, découvertes par Colomb, font partie des petites Antilles. Les deux premières appartiennent maintenant aux Danois, et la troisième à l'Angleterre. Elles ont gardé le nom qui leur a été donné par le grand navigateur, et celle qui est l'objet de cette note le reçut du jour de sa découverte, *Dies Dominica.* C'est donc par erreur que Fernel l'appelle *insula Sancti Dominici ;* c'était *Dominica* qu'il fallait dire. Il n'y a pas du reste de confusion possible, et ce n'est certainement pas de Saint-Domingue que Fernel veut parler. En effet, Hispaniola ne prit le nom de sa capitale Santo Domingo que longtemps après sa construction, et cette ville elle-même, à laquelle on donna plus tard le nom du père de Colomb, avait été bâtie sous le nom de *Nouvelle Isabelle.*

NOTE O', PAGE 223.

« .... *fait pénétrer plus avant dans le corps la cause du Mal.* »

Ces deux raisons, que Fernel invoque contre le mercure, sont véritablement des hypothèses en l'air et qu'aucune preuve n'est jamais venue confirmer. Où a-t-il vu par exemple que les malades soumis au mercure cessaient d'être accessibles à l'effet des autres médicaments ? Quant à la deuxième raison, elle répond à cette opinion du vulgaire que le mercure *fait rentrer* les boutons, ce qui est mauvais, car il vaut bien mieux *les faire sortir.* Tant que le monde existera, des idées aussi stupides ne manqueront pas d'adeptes ; mais, tout au plus dignes de mépris chez ceux qui parlent de médecine sans en connaître le premier mot, elles ont eu des conséquences bien déplorables, quand elles sont sorties de plumes aussi autorisées.

NOTE P', PAGE 253.

« .... *prendre six onces de la décoction suivante....* »

Dans l'édition de 1581 (A. Wechel), on lit, après, ce passage : « *Je n'ai vu cette décoction décrite dans aucune édition précédente, mais il sera facile au médecin expert en son art d'en formuler une semblable.* » Heurnius n'a pas manqué de reproduire cette note, qui vraisemblablement est de V. Giselin lui-même et qui constate une des lacunes dont nous avons parlé page 369. Pour nous, l'omission n'est pas aussi évidente, et, sans prendre autant de liberté que Michel

Lelong [1], nous pensons qu'il peut fort bien être question ici de la décoction dont Fernel donne la formule
un peu plus loin, page 266. En effet, la dose pres-
crite (six onces) est la même, et les éléments qui la
composent n'ont pas une action sudorifique suffisante,
surtout à cette dose, pour que l'usage en puisse être
proscrit dans le cas dont il s'agit.

NOTE Q', PAGE 269.

« .... *on le purgeait avec le médicament suivant ou
un autre semblable.* »

Encore une lacune du manuscrit, pas plus importante que la précédente (voy. note P' page 378), mais
aussi curieuse à constater, et pouvant à notre avis
témoigner en faveur des droits bien réels de Fernel à la
paternité de cet ouvrage. En effet, si son traité avait
été laissé par lui incomplet, le continuateur n'eût pas
manqué de donner ces deux prescriptions, tandis
qu'au contraire le respect attaché à l'œuvre de ce
maître n'a même pas permis à ceux qui l'ont publiée
d'ajouter de leur propre mouvement deux formules
qui, tout en pouvant être compliquées comme c'était
alors l'habitude, devaient pourtant être plus banales
que les formules d'huile, d'opiat ou d'eau merveilleuse, données par l'auteur.

1. Voici comment Lelong traduit ce passage : « Il
« est toutefois profitable grandement à celuy qui
« veut y entrer de boire six onces de quelque dé-
« coction refrigérative et corroborative, telle que le
« médecin présent ordonnera, et fera continuer selon
« qu'il jugera estre nécessaire pour le malade. »

NOTE R', PAGE 273.

« *Calamus aromaticus.* »

Cette plante est la même que l'Acore vrai, *Acorus verus* ou *aromaticus* ; et, à cause de la rareté du *Calamus verus*, on la substituait souvent à ce dernier dans les préparations officinales. Mais il y a ici une erreur : l'Acore vrai ou odorant et le Calamus aromaticus, étant la même chose, font double emploi. Il est probable que Fernel a voulu parler du Calamus verus, dont la tige et non les racines étaient alors employées.

NOTE S', PAGE 295.

Fragment I.

Les sept livres de la *Pathologie* dont nous extrayons ce chapitre ont été imprimés pour la première fois dans l'édition de 1554, in-folio, Paris, André Wechel. Cette édition, faite sous les yeux de Fernel, corrigée et augmentée par lui, est la première qui ait réuni ses œuvres médicales, jusque-là publiées séparément, moins pourtant le *De abditis rerum causis,* qui traitait du Mal vénérien dans un court passage que nous donnons également plus loin.

Contenu presque intégralement dans les chapitre IV et V du *De luis venereæ curatione,* ce fragment peut être considéré comme le sommaire de l'ouvrage que notre auteur voulait publier plus tard, ce que la mort ne lui permit pas de faire.

Ce chapitre est remarquable par sa concision, par

la quantité d'indications renfermées dans un si petit espace et par l'annonce qu'on y lit du Traité complet : « *Non ante duxi de his trahendum, quam eorum curandorum ratio quoque subnectatur.* »

Luisinus, qui publia sa collection à Venise, en 1556, ne connaissait naturellement [1] que ces deux fragments, et ce fut Gruner [2] qui introduisit le *Traité de la vérole* dans le supplément qu'il donna de l'*Aphrodisiacus* (Iena, 1789, in-folio).

Note T', page 295.

«... *et pris pour un simple bobo...* »

Cette phrase, qui se trouve textuellement page 48, ligne 14, a été traduite par nous de deux façons différentes. C'est au dernier sens qu'il faut s'arrêter, et nous aurions corrigé le premier passage si la feuille n'avait pas été tirée quand nous nous sommes aperçu de notre erreur.

Note U', page 307.

«... *à moins qu'ils ne pénètrent plus profondément...* »

Cette restriction a fait naître dans notre esprit un doute qu'avaient déjà soulevé les *différentes variétés de degré* assignées par Fernel à la syphilis. Nous nous sommes demandé si Fernel n'avait pas entrevu la dualité des Maladies vénériennes, s'il

1. Voy. Avant-propos, page III.
2. Voy. Avant-propos, page III.

n'avait pas connu le *chancre simple* et le *chancre infectant!*

Tout d'abord, il faut remarquer que ces *espèces différentes* ou, comme le dit Fernel, ces *degrés* dans la maladie, avaient été observés déjà par les syphilographes. Partant de ce fait, J. de Vigo distinguait, difficilement il est vrai, puisqu'il le dit lui-même, la *vérole confirmée* de la *vérole non confirmée* [1], et malgré le vague où cette division laissait l'esprit du médecin, on comprend que de sérieux observateurs eussent été frappés de ce fait, à savoir : qu'il y avait certaines ulcérations qui *étaient suivies d'accidents* et d'autres qui, une fois guéries, *ne donnaient lieu à aucune conséquence.*

Or, de là à la théorie de la dualité, il n'y avait que la distance de l'auto-inoculabilité. Jusqu'au moment où cette découverte amena dans la nosologie vénérienne le bouleversement que l'on sait, nombre de cliniciens avaient remarqué qu'il y avait des *chancres qui donnaient la vérole et d'autres qui ne la donnaient pas* [2]. C'était bien là, si nous ne nous trompons, la même idée ou presque la même idée que la *vérole confirmée* ou *non confirmée* de J. de Vigo.

Eh bien, pour revenir à la phrase de Fernel, nous pensons que ce médecin, si soigneux observateur des faits, a eu la même intuition, que des phénomènes semblables ont conduit son esprit à une conclusion

1. Jean de Vigo, *le Mal français*, traduction par A. Fournier, pages 55 et 112.

2. Cela n'empêchait pas ces mêmes cliniciens de donner dans le doute, comme nous l'avons encore vu faire, le mercure pour les chancres mous et pour la blennorrhagie.

semblable, et que pour lui, si la vérole était *une* et *toujours la même*, malgré ses *variétés de degrés*, ces mots : « *cependant, à moins qu'ils ne pénètrent plus profondément, ces accidents ne sont pas encore le Mal vénérien,* » sont l'indice d'un doute, d'un nuage qui obscurcissait son esprit. Nous pensons enfin que ce doute lui laissait, sans pouvoir la prouver, la conviction que ces accidents, n'ayant pas toujours les mêmes suites, n'étaient par conséquent pas identiques, en un mot qu'il y avait peut-être bien *deux espèces de maladies vénériennes*.

Note V', page 309.

Fragment II.

Le *De abditis rerum causis* parut pour la première fois à Paris, chez Christian Wechel, en 1548, in-fol. de 255 pages. On voit par cette date que c'est dans ce traité, publié six ans avant la *Pathologie*, que Fernel parla pour la première fois de la vérole, du *Lues Venerea*. On peut dire du passage que nous en extrayons et qui se trouve dans la première collection de Luisinus ce que nous disons plus haut du chapitre XX de la *Pathologie* [1]. Fernel a repris presque intégralement son texte pour l'intercaler dans les cinq premiers chapitres du *De luis venereæ curatione*. C'est là qu'il parle pour la première fois de la gonorrhée comme d'une conséquence de la vérole [2], des différents modes de contagion, de la

1. Voy. note S', page 380.
2. Voy. page 317, et note K, page 349.

syphilis congénitale, de ses retours offensifs après *trente ans* de silence, etc., etc. Il s'y élève déjà fortement contre le mercure, auquel cependant il reconnaît ici plus de qualités que dans le grand Traité. Son avis dans ce dialogue est que l'Hydrargyre blanchit le malade, mais ne le guérit pas, et par conséquent n'empêche jamais les récidives. Contrairement à ce qu'il a écrit plus tard, il n'est pas beaucoup mieux disposé en faveur du Gaïac [1], qu'à l'égal de l'Hydrargyre, qu'il traite de *pure invention d'empiriques*. On voit qu'il cherche, comme la pierre philosophale, un antidote spécial, un alexipharmaque inconnu. Ainsi quelques-uns d'entre nous cherchent sans la trouver la vaccine de la syphilis. Hélas ! peut-être ce secret est-il aussi près de nous que le remède de la vérole était près de Fernel. Il ne connaissait pas l'iodure de potassium, c'est vrai, mais il avait le mercure ! seulement il ne savait pas l'employer.

NOTE W', PAGE 337.

Fragment III.

Le livre des *Consultations* parut pour la première fois à Paris chez Gilles Beys, en 1582, par les soins de Guillaume Capel, qui dit lui-même n'avoir rien changé au texte de son maître et s'être borné seulement à mettre en latin ce qui était en français. C'est un petit in-8o de 144 feuillets dont les huit premiers ne sont pas chiffrés et dont les autres ne le sont qu'au verso. Il contient LXX consultations. La der-

1. Voy. page 333.

nière, celle que nous traduisons, porte le numéro LXXII dans toutes les éditions postérieures où le numéro I est le *Consilium epileptico præscriptum*, qu'on avait précédemment l'habitude d'imprimer seul, entre le *Traité de la vérole* et le *De abditis*.

Dans l'édition originale, le fragment qui nous occupe n'est nullement indiqué comme s'adressant à un syphilitique. Son titre est celui-ci : « Conseil en réponse à la lettre d'une personne qui combattait sa maladie (*morbum* et non *luem*, *profligabat*) par un régime sévère et la décoction de Gaïac. Suit la lettre du malade qui expose à Fernel son traitement et se plaint de souffrir toujours dans les épaules ; puis la réponse de Fernel. Les éditions de Leyde et d'Utrecht (1645), (1656), ont supprimé la lettre du malade et modifié le titre ainsi que nous le donnons, probablement à cause du Gaïac, qui figure dans le traitement. Cependant rien ne prouve absolument que ce soit à un syphilitique que la consultation ait été adressée.

MICHEL LELONG

Nous ne pouvons finir cet ouvrage sans dire un mot du médecin qui le premier l'a mis en français. Michel Lelong [1], sur lequel on sait fort peu de chose, était docteur en médecine et fils de Nicolas Lelong, chirurgien. Il naquit à Provins, on ne sait à quelle époque, et y mourut le 21 septembre 1642. C'était un médecin poëte et des meilleurs du XVIIe siècle. Il traduisit en vers français les *Préceptes de l'École de Salerne* (Paris, Nicolas et Jean de La Coste, 1633, in-8o). A la fin du volume se trouve le *Serment d'Hippocrate*, qui contient de fort beaux vers. Cette édition est, ainsi que tous les ouvrages publiés par Jean de La Coste, assez mal imprimée avec de vieux caractères sur du papier très-mince. On a également du médecin Provinois *Les sept livres d'Aphorismes du grand Hippocrate*, en latin et en français, Paris, 1645, in-4° ; enfin le *Traité* de Fernel, chez Nic. et J. de La Coste, Paris, 1633, in-12.

Ce petit volume, aussi mal imprimé que l'*École de Salerne* et sur d'aussi mauvais papier, est maintenant

1. Voy. A. Chereau, *Parnasse médical français.* Paris, 1874.

d'une grande rareté. La Bibliothèque nationale n'en possède qu'un exemplaire. De suite après le titre vient une épître du traducteur aux chirurgiens studieux; puis la table des chapitres, au nombre de XV, plus la guérison du sieur de Mézières, qui n'est qu'une division du dernier, enfin le privilège daté du 15 octobre 1633, ensemble 4 feuillets non chiffrés. Le *Traité* compte 230 pages, ainsi que nous l'avons dit dans l'Avant-propos (page III, note 2), mais en réalité il en a 232, une faute d'impression ayant fait répéter les pages 95 et 96.

Michel Lelong a très-probablement suivi le texte soit de l'édition originale, soit de celle de Francfort, 1581, car plus tard l'observation du sieur de Mézières fait corps avec le chapitre XV et n'est signalée que par une note marginale. Cette traduction est d'un terre à terre qui ne la rend pas pour cela plus fidèle; nombre de passages sont plutôt une paraphrase que le sens exact, et quelques-uns même ne sont pas traduits. Si donc elle est intéressante pour le bibliophile, elle ne peut offrir que peu d'attraits au médecin.

Signalons pour finir une lacune qui s'y trouve page 145. Tout le passage compris entre les mots : *oris malum odorem tollit* et *præstantiorque et efficacior in siccando*, pages 180 et 182 de notre traduction, ne s'y trouve pas.

FIN.

TABLE

NOTES.

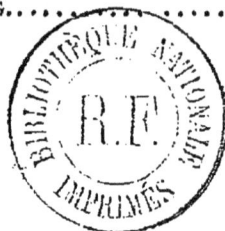

FIN DE LA TABLE,

ERRATA

Avant-Propos, page 1, ligne 4, au lieu de 1557, lisez 1556.

Page 26, ligne 18, au lieu de *evafit*, lisez *evasit*.

Page 49, manchette, au lieu de *gagne*, lisez *il gagne*.

Page 122, ligne 13, au lieu de *sude*, lisez *sede*.

Page 144, manchette, au lieu de *inclementor*, lisez *inclementer*.

Page 180, manchette, au lieu de *tennium*, lisez *tenuium*.

Page 250, ligne 14, au lieu de *sorte*, lisez *forte*.

Page 266, manchette, au lieu de *sudorifera*, lisez *sudorifero*.

Page 276, manchette, au lieu de *inbibitæ*, lisez *inhibitæ*.

Coulommiers. — Typog. Paul BRODARD.

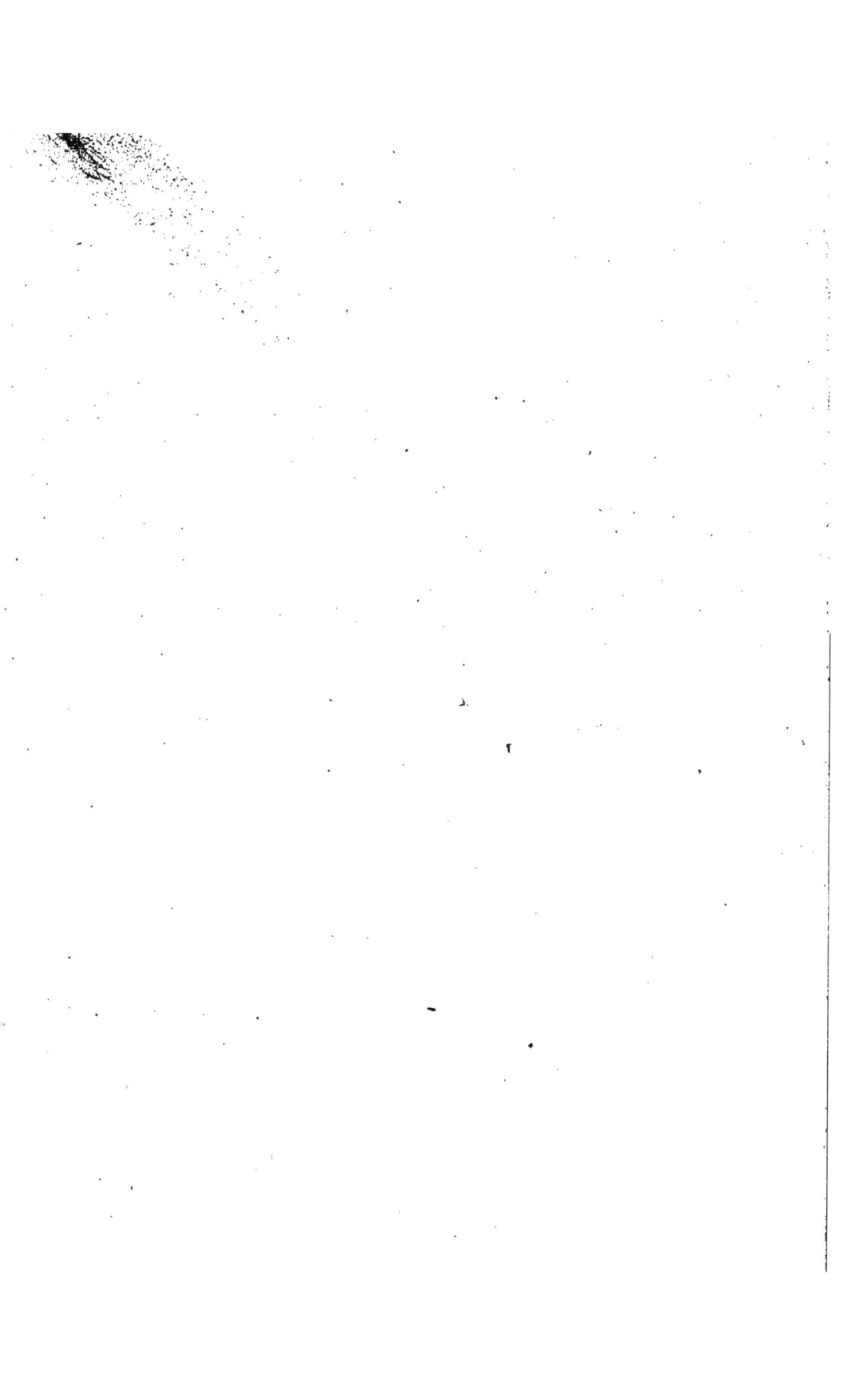

www.ingramcontent.com/pod-product-compliance
Lightning Source LLC
Chambersburg PA
CBHW060540220326
41599CB00022B/3551

* 9 7 8 2 0 1 2 5 8 6 0 8 6 *